पतञ्जलि
योग-दर्शन

मूल सूक्त–

योगश्चित्तवृत्तिनिरोधः । 1/2

काव्यानुवाद–

जेहि पल थमहिं चित्त चंचलता, चित्त वृत्तियाँ, चित्त चपलता,
मन संयम अरु चित्त निरोधा, तिनहिं योग ऋत सिद्ध प्रबोधा।

पतञ्जलि
योग-दर्शन

दार्शनिक काव्य, समग्र मीमांसा

डॉ. मृदुल कीर्ति

प्र
प्रभात
प्रकाशन

प्रकाशक • **प्रभात प्रकाशन प्रा. लि.**
4/19 आसफ अली रोड,
नई दिल्ली–110002

संस्करण • 2026
मूल्य • पाँच सौ रुपए
मुद्रक • आर–टेक ऑफसेट प्रिंटर्स, दिल्ली

PATANJALI YOG-DARSHAN *translated by* Dr. Mridul Kirti ₹ 500.00
Published by Prabhat Prakashan Pvt. Ltd., 4/19 Asaf Ali Road, New Delhi-2
e-mail: prabhatbooks@gmail.com ISBN 978-93-90101-48-1

विश्व में योग दिवस के प्रणेता
भारत राष्ट्र के प्रधानमंत्री
श्री नरेंद्र मोदी को
योग-दर्शन का यह काव्यानुवाद
समर्पित।

हे राष्ट्र उन्नायक!
हे जन–गण–मन अधिनायक!
भारत राष्ट्र के प्रधानमंत्री
आर्योत्तम, निःस्पृह, सौम्य
श्री नरेंद्र दामोदर दास मोदीजी को
महर्षि पतञ्जलि प्रणीत
योग–दर्शन का काव्यानुवाद
सात्त्विक, आत्मिक, आध्यात्मिक
क्षणों में प्रणीत, देहातीत, भावातीत
अनुभूतियों का स्पंदित गीत
'योग दिवस' का शंखनाद कर
विश्व में अलख जगाने के, प्रणेता को
ध्यान की ऊष्मा से कर्म की ऊर्जा
ऊर्जस्वलित करते, राजर्षि को
यह दिव्य प्रसाद
ऋषि पतञ्जलि कृत योग–दर्शन
का काव्यानुवाद
अनन्य भाव से
समर्पित।
अनन्यता से अधिक
अन्य क्या पूजा,
समर्पण दूँ?

—डॉ. मृदुल कीर्ति

आभार

ॐ

वासुदेव सर्वं।

हृदयेन सत्यम्। यजुर्वेद

परमात्मा ने हृदय से सत्य को जन्म दिया है।
सत्य कहहुँ प्रभु की सुगंधा, नेकु न जानहुँ कवित निबंधा।
सो जो कछु अब परत दिखाई, सकल परम प्रभु की प्रभुताई।
मैं कछु नेकु न नेकहुँ कीन्हा, प्रति-पालक मोहें आपुहिं दीन्हा।

हम धरती पर उस विश्व शक्ति का एक कण लेकर आते हैं। वही अणु-अणियाम हूँ, अकिंचन हूँ। परब्रह्म के प्रभुत्व से अपनत्व मिला, मेरी धन्यता का पार नहीं। 'चाहती हूँ' व्योम के उस पार देखूँ अब भला, ले चलोगे क्या मेरे मन चंचला?'

इच्छा, चाहना, कामना, वासना आदि को प्राय: सतही स्तर पर किसी भी इच्छा के पर्याय के रूप में प्रयुक्त किया जाता है; किंतु इनकी अर्थगर्भिता में अंतर है, जो आंतरिक मनोदशा को उजागर करती हैं। मूलत: यह एषणाओं के लिए ही प्रयुक्त व्यावहारिक शब्द है। तीन मूल एषणाएँ मनुष्य में जन्म से ही समाहित हैं—वित्तेषणा, पुत्रेषणा और लोकेषणा।

जिसे वासुदेव ने 'गीता' में भी उपदिष्ट किया है—

चतुर्विधा भजन्ते मां जनाः सुकृतिनाऽर्जुन।
आर्तो जिज्ञासुरर्थार्थी ज्ञानी च भरतर्षभ॥ 7/16

हे अर्जुन! चार प्रकार के लोग मुझे भजते हैं—अर्थार्थी, आर्तार्थी, जिज्ञासु और मोक्षार्थी। यहाँ इस भूमिका का अभिप्राय केवल यही है कि किसी भी कर्म के मूल में कोई कामना होती ही है और कामना जिजीविषा का शुभ लक्षण है। कामना ऊर्जा का स्रोत है, जिससे प्रेरित मनुष्य काम्य को पाने में असंभव भी संभव कर लेता है। कामना में कर्म के बीज हैं। ईश्वर का एक नाम 'आप्तकाम' भी है, जिसका अर्थ है—अवतार लेने के लिए पहले वह कामना को स्वयं में जाग्रत् करता है। कामना की कामना के इस प्रारूप को लिखने का आशय केवल यह है कि आध्यात्मिक ग्रंथ केवल ईश्वर की कृपा से ही लिखा जाना संभव है। अकिंचन मनुष्य की सामर्थ्य में इतना साहस कहाँ! अतः जो हाथ माध्यम बनते हैं, उनकी नहीं, बल्कि ईश्वर की कृपा और चाह का ही विस्तार है। वही लिखवाता है।

कौन देता लेखनी कर में थमा?
कौन फिर जाता हृदय तल में समा?
कौन कर देता है उन्मन चित्त को संसार से?
कौन तज निःसारता मुझको मिलाता सार से?
कौन भूमा तक मेरे मन मूल को है ले चला?
कौन गहकर बाँह जग से तोड़ता है शृंखला?

मेरा सर्वप्रथम आभार उस 'कौन' सर्वशक्तिमान परब्रह्म को है, जिसने मुझे माध्यम बनाया। जो उसने लिखवाया, बस वही लिखा है। उस 'कौन' को 'कौन' जाने? उस नित्य सत्ता के लिए उद्गार—

देह रूप प्रभु दास तुम्हारा, जीव रूप प्रभु अंश तुम्हारा।
आत्मरूप तुम संग हमारे, सार तत्त्व जानत बुधवारे।

अतः—योग-दर्शन का यह काव्यानुवाद केवल कृपा और प्रसाद है। लोभ, लालच या लोकेषणा से लिखे साहित्य की आयु नहीं होती।

दूसरा आभार–

आर्योत्तम, निःस्पृह, विमल श्री प्रभातजी को है, जिनके कृतित्व और व्यक्तित्व की सुगंध साहित्य जगत् में चंदन की सुगंध-सी सुवासित है। प्रभात प्रकाशन—नाम के यथोचित ज्ञान के प्रकाश से समाज को आलोकित कर रहे हैं। समाज को स्वस्थ, शुद्ध और चारित्रिक दृढ़ता का साहित्य दिया है, जो वैचारिक क्रांति के बीज हैं। विचारों और लेखनी ने इतिहास बदले हैं। विचारधारा से समय की धारा बदलती है। प्रभातजी ने 'यजुर्वेद' की इस मंत्रणा को व्यवहार में चरितार्थ किया है—

आ नो भद्राः क्रतवो यन्तु विश्वतः।

'यजुर्वेद' 25/14

सभी दिशाओं से हमें शुभ विचार प्राप्त हों।

श्री प्रभातजी ने इस लेखन को मान दिया और 'प्रभात प्रकाशन' से प्रकाशित कर इसे मान्यता भी दी। इसके लिए स्वयं ईश्वर सर्वविधि अभ्युदय के लिए सात्त्विक ऊर्जा बन प्रभातजी के अंतर्मन में समाहित है।

प्रभातजी के केवल एक वाक्य ने—'आप लिखिए, हम इसे प्रकाशित करेंगे।' मुझे अपूर्व ऊर्जा और विश्वास से भर दिया।

प्रभु की कृपा और प्रभातजी के आश्वासन का परिणाम है कि योग-दर्शन का काव्यात्मक अनुवाद भावार्थ सहित 'प्रभात प्रकाशन' से प्रकाशित हो रहा है। यदि श्री प्रभातजी का आश्वासन न होता तो—

श्वेत श्याम आखर भर होते भावित भाव प्रवण से पहले।
जैसे पाथर भर होती है हर प्रतिमा पूजन से पहले॥

केवल गृहिणी हूँ, कर्तव्य कर्म पूजा की तरह संपन्न किए हैं। गृहस्थी के काम करते-करते चित्त से चिंतन करते रहना स्वभाव-सा बन गया। सूक्त जैसे ही चौपाई छंद में मन में अनुवादित होते, तत्क्षण लिख लेती। भावार्थ के समय क्लिष्ट बिंदुओं पर गीता प्रेस, गोरखपुर से प्रकाशित पतञ्जलि योग-दर्शन, जिसके टीकाकार श्री हरिकृष्ण दास गोयनकाजी हैं, इससे सांकेतिक सहायता और क्लिष्ट सूक्तों के आधार लिये हैं। परम पूज्य श्री गोयनकाजी को कृतज्ञ

भाव से आभार व्यक्त करती हूँ। क्षमा माँगते हुए यह प्रसाद बाँटने के लिए लिया है। मैं अकिंचन आपके शुभ आशीष की प्रार्थी हूँ।

इसकी अंग्रेजी टीका इंडियन सिविल सर्विस के सेवानिवृत अधिकारी श्री चार्ल्स जोहांस्टन द्वारा की गई है, जिसे अविकल रूप में इंटरनेट से लेकर इस ग्रंथ में समाहित किया है। मैं उन्हें अपनी कृतज्ञता व्यक्त करती हूँ। इस तरह यह कृति भाषात्रय (संस्कृत-हिंदी-इंग्लिश) के साथ बुद्ध-प्रबुद्ध जनों के समक्ष है। इसमें जो भी त्रुटियाँ हैं, मेरी हैं; जो भी आनंद है, वह परमानंद का है; जो भी सहयोग है, वह श्री प्रभातजी का है।

मेरी न्यूनता और त्रुटि के लिए मैं क्षमा प्रार्थी—

गच्छताः स्खलनं क्वापि भवत्येव प्रमादताः।
हसन्ति दुर्जनास्तत्र समादधति पण्डिताः॥

मैं माटी की किंकरी, मेरी कौन बिसात।
माटी का तन ठीकरा, माटी की ही जात॥

—डॉ. मृदुल कीर्ति

पतञ्जलि योग-दर्शन

'योग' शब्द संकेत करता है कि किसी से पृथक्ता है, जिससे मिलना है, एक-से-एक पृथक् नहीं होता। अतः पृथकत्व में एकत्व लाने का विषय योग है। जीव का कुछ बिछुड़ा है, जिससे जुड़ना योग है।

'दर्शन' योग की प्रक्रिया का तात्त्विक विवेचन और सूक्ष्म चित्तवृत्तियों का समीकरण 'दर्शन' का विषय है। अतः यह सूक्ष्म आध्यात्मिक परा विद्या ही योग-दर्शन का विषय है।

'पतञ्जलि योग-दर्शन' वैज्ञानिक और आध्यात्मिक विषय का तात्त्विक निरूपण ग्रंथ है, जो सूक्त में लिखा गया अद्वितीय यौगिक ज्ञान कोष है। कथित है कि—

'नास्ति सांख्य समं ज्ञानं नास्ति योग समं बलम्।'
सांख्य के समान ज्ञान नहीं, योग के समान बल नहीं।

योगशास्त्र को अति प्राचीन काल में 'हिरण्यगर्भा शास्त्र' कहा जाता था। 'भगवद्गीता' में श्रीकृष्ण ने अर्जुन से कहा—

इमं विवस्वते योगं प्रोक्तवानह मवयम् विवस्मानमनवे प्राह मनुरिक्ष्वाकावे ब्रबीत। एवं परंपरा प्राप्त मीमं राजर्षयो विदुः, स काल नेह महता योगो नष्टः परन्तप।

हे अर्जुन! आदि में इस योग को विवस्वान ने सूर्य से कहा, सूर्य ने इसे मनु को कहा, मनु ने इक्ष्वाकु को कहा और इस प्रकार परंपरा से प्राप्त योग को राजर्षि ने जाना, जो कि बहुत काल तक नष्ट हो गया था, उसे मैं तुझे कह रहा हूँ।

ऐसी दिव्य शिष्य परंपरा से योग-शास्त्र सूर्य वंश में अगणित वर्षों तक चला। त्रेता युग के अंत में महर्षि वाल्मीकि ने भगवान् राम को योग-शास्त्र की शिक्षा दी। महर्षि वाल्मीकि ने भी योग-साधना के ग्रंथ 'योग वासिष्ठ और इतिहास' की रचना की।

महर्षि पतञ्जलि को शेषावतार माना गया, जिन्होंने इस हिरण्यगर्भ शास्त्र को क्रमबद्ध कर 'योग सूत्र' की रचना की।

महर्षि पतञ्जलि शुद्ध, बुद्ध और प्रबुद्ध मानसिकता के प्रखर दार्शनिक हैं। सच तो यह है कि वे स्वयं में ही एक अद्भुत घटना हैं। 'पतञ्जलि योग-दर्शन' दार्शनिक, आध्यात्मिक और वैज्ञानिक आधार पर योग के शाश्वत सिद्धांतों पर लिखा गया युगांतरकारी यौगिक दर्शन ग्रंथ है। यह सूक्तात्मक भाषा में नियोजित ग्रंथ है। 'योग-दर्शन' में वे काव्य सौंदर्य की भाषा में बात नहीं करते, वरन् गणितीय और वैज्ञानिक भाषा में बात करते हैं। वे सत्यपरक, शाश्वत, सटीक और अकाट्य सूत्रों के आधार हैं।

विज्ञान का अर्थ है—ज्ञान से विदित हुआ तथ्य। परीक्षण की कसौटी पर प्रमाणित और सिद्ध तथ्य।

जैसे पानी का अनुपात है कि दो भाग ऑक्सीजन और एक भाग हाइड्रोजन से ही पानी बनता है। प्राणायाम से मेरुदंड के सुप्त बिंदु उत्तेजित होते हैं। यह वैज्ञानिक सिद्ध तथ्य है। यह सुप्त बिंदुओं को जाग्रत् करने का विज्ञान है।

दार्शनिक का अर्थ है—यह चित्तवृत्तियों का दर्शन, अंतस का दर्शन, अंतर्मन के निर्मलीकरण का दर्शन है। अंदर की शांति से ही बाहर की तृप्ति मिलती है। तन का भार, मन का भार, चेतना का कोई भार नहीं होता है।

अत: जो सात्त्विक, शांत और प्रसन्न हैं, प्रफुल्लित हैं, वे पहले से ही निर्भार हैं। सही अर्थों में तत्त्वगत होते ही जीव इस जगत् की वस्तु नहीं रह पाता। पहले वह तत्त्वगत और फिर तथागत हो जाता है; क्योंकि मन-मस्तिष्क जब शांत होगा, तभी चेतना प्रखर होगी।

आध्यात्मिक का अर्थ है—इस भौतिक शरीर के भीतर एक अभौतिक

तत्त्व विद्यमान है। वही आत्मरूप आत्मा है। आध्यात्मिक अर्थ में योग अंतस की यात्रा है। इसी आत्म-स्वरूप को जानने की यौगिक प्रक्रिया है। मानव देह, मन और मस्तिष्क में कितने ही बिंदु ऐसे हैं, जहाँ तक संचेतना के स्पंदन पहुँच ही नहीं पाते; क्योंकि भौतिकता ने वृत्तियों को बाहर ही रोक रखा है। वस्तुओं के आकर्षण, संवेग और आसक्ति से अंतस की प्रगति रुकी हुई है। जब सांसारिक संबंधों से मन उचाट होता है, तब आध्यात्मिकता का उदय होता है। अपेक्षाओं और उपेक्षाओं से टूटे मन ही अवसाद के कारण होते हैं, तभी आध्यात्मिकता और दिव्यता को उन्मुख होता है और दिव्य प्रसाद मिलता है। राग के बाद का वीतराग स्थायी होता है।

सूत्र का अर्थ है—धागा या आधार या मार्ग-निर्देशन या मूल को जान पाने की विधि।

ये सूत्रात्मक संकेत गणतीय भाषा में अध्यात्म के पथ पर क्रमशः चलाते हुए ब्रह्म-रंध्र तक ले जाते हैं।

ये छोटे और सारगर्भित हैं और सूक्त या गणित में कोई स्पंदन-बिंदु नहीं होते। संवेदना और संवेग-विहीन सूक्त सीधे ज्ञान के प्रहार से सोई चेतना को जगाते हैं। तथ्य को हथेली पर रखते हैं। कोई मनुहार या भावनात्मक बिंदु पर नहीं रुकते।

निद्रा वैसे भी बहुत प्यारी होती है, चाहे वह मोह-निद्रा हो या योग-निद्रा। नींद से जो भी जगाता है, वह अच्छा नहीं लगता। मोह-निद्रा अंतस की सुषुप्ति और जगत् के प्रति जागरण है।

योग-निद्रा जगत् के प्रति सुषुप्ति और अंतस का जागरण है।

सबसे अधिक भावनाएँ ही मानव को पीड़ा देती हैं। तब ही योग अनुशासन के बाद दूसरा मंत्र है।

योगश्चित्तवृत्तिनिरोधः।

—चित्तवृत्तियों का सर्वथा रुक जाना ही योग है

समत्वं योग उच्यते।

इस क्षणभंगुर संसार से वियोग करते ही योग हो जाता है।

संयोग वियोगं योग संग्यीतम्।

गीता में 'योग' शब्द 64 बार आया है, जबकि 'सुलभ' शब्द केवल एक बार आया है।

योगिराज श्रीकृष्ण ने कहा कि 'नित्य युक्त योगी को ही मैं सुलभ हूँ, नित्य से 'योग' होना ही नित्य योग है।

पुरोवाक्

योगश्चित्तवृत्तिनिरोधः

—योग-दर्शन का बीज सूक्त।

महर्षि पतञ्जलि—महर्षि पतञ्जलि कृत 'पतञ्जलि योग-दर्शन' आत्म-भू-योग दर्शन है। यह अनन्य, अनूठा और अनुपमेय योग-दर्शन, जो अपने लिए आप ही प्रमाण है। इस अपूर्व और अद्‌भुत ग्रंथ के समान अन्य कोई यौगिक ग्रंथ है ही नहीं। एक तरह से इसे प्रकृति की अद्‌भुत और चमत्कृत घटना कह सकते हैं।

'पतञ्जलि योग-दर्शन' प्रामाणिक व अद्वितीय योग-दर्शन ग्रंथ है। यद्यपि 'गीता' में (2-39, 5-2) योग के संदर्भ में सांख्य-दर्शन की पुष्टि है, जिसके प्रणेता ऋषि कपिल थे। सांख्य-दर्शन का मूल वैदिक दर्शन है और योग-दर्शन सांख्य पर आधारित है।

ऋषि पतञ्जलि शुद्ध, बुद्ध, प्रबुद्ध मानसिकता के प्रखर आध्यात्मिक दार्शनिक हैं, जो काव्य सौंदर्य की भाषा में नहीं, वरन् गणितीय भाषा में बात करते हैं। योग-दर्शन के सूत्रात्मक संकेत गणितीय भाषा में अध्यात्म के पथ पर क्रमशः चलाते हुए ब्रह्म-रंध्र तक ले जाते हैं। यह वैज्ञानिक भाषा में लिखा गया अध्यात्म है। अष्टांग योग के प्रथम पाँच चरणों में मानव देह के सुप्त बिंदुओं को जाग्रत् कर तन को प्राणायाम से शुद्ध, स्वस्थ और नीरोगी करना है। धारणा, ध्यान, समाधि—यह अंतर्मन की चित्तवृत्तियों का दर्शन और निर्मलीकरण है।

कल्पों पूर्व अभूतपूर्व प्रज्ञा दृष्टि से ऋषियों की अंतश्चेतना में अनुभूत शाश्वत सत्य कितने सार्थक और सटीक हैं। कदाचित् आज से अधिक इनकी उपादेयता कभी न रही होगी। यह सर्वथा कालातीत और कालजयी ग्रंथ त्रिकालदर्शी तत्त्वों का समीकरण है; जबकि हम केवल तत्कालदर्शी हैं।

ऋषि पतञ्जलि कृत 'पतञ्जलि योग-दर्शन' के यौगिक ग्रंथ में जो देह, मन, चित्त के गुण, स्वभाव और विकारों का विवेचन करते हुए चित्तवृत्तियों के पूर्ण संयम, निरोध, साधना और अंत में अपने कारण में विलीन को ही योग मानते हैं।

योग प्रभाव और अव्यय (उत्पत्ति और लय) का स्थान है। यह एक आश्चर्यजनक सत्य है कि महर्षि पतञ्जलि तन और मन दोनों के अध्येता योग-दर्शन के साथ आयुर्वेद के चिकित्सा-शास्त्र के भी प्रणेता हैं। पाणिनि के व्याकरण का भाषा-भाष्य भी ऋषि पतञ्जलि का महा अद्‌भुत भाष्य है। अतः वे सृष्टि के चरमोत्कर्ष योगाचार्य, आयुर्वेदाचार्य और व्याकरणाचार्य हैं।

प्राणायाम के द्वारा स्वस्थ तन के जो अकाट्य सूत्र दिए हैं, उन पर विज्ञान भी आज नतमस्तक हो गया है। स्वस्थ तन में ही स्वस्थ मन और स्वस्थ मन में ही स्वस्थ विचार—शुभ, शांत और सात्त्विक जीवन-शैली का यही सार योग-दर्शन का ज्ञान है। एक बृहत्तम, एक महत्तम, एक अनन्यतम, प्राण विज्ञान, जो प्राण वायु से प्राणाधार तक ही पूरा होता है।

इसका प्रथम सूक्त 'अथ योगानुशासनम्' एक औपचारिक आरंभिक विषय-परक उद्‌बोधन तो है, किंतु इसका दूसरा सूक्त—

'योगश्चित्तवृत्तिनिरोधः'॥ 2॥

और तीसरा सूक्त

'तदा द्रष्टुः स्वरूपेवस्थानम्'॥ 3॥

ही मूल केंद्र सूक्त है, जिसकी परिधि में संपूर्ण योग-दर्शन परिक्रमायित है। योग-दर्शन वस्तुतः इन्हीं दो सूक्तों का विस्तार है। यही वे केंद्र सूक्त हैं, जिनके चारों ओर साधक की—जाग्रत्, स्वप्न, सुषुप्ति, संचित, प्रारब्ध, क्रियमाण—भूत, वर्तमान, भविष्य, मन, बुद्धि, चित्त, अहंकार की मनोदशाएँ, भावित

भावनाओं की संचेतना परिक्रमा करती हैं, जो योग-दर्शन के अंतिम मंत्र—

प्रति प्रसव: कैवल्यं स्वरूप प्रतिष्ठा वा चितिशक्तेरिति—कैवल्यपाद 34 तक जाकर अपने कारण में विलीन हो जाती हैं।

अर्थात् इंद्रियों, मन, चित्त शक्ति का अपने कारण में विलीन होने तक की यात्रा ही योग-दर्शन का कथ्य और तथ्य विषय हैं। यही कैवल्य है, यही मोक्ष है, यही निर्वाण है, यही मुक्ति है।

कारण में विलीन, अर्थात् चित्तवृत्ति का मूल उद्‌गम में लीन होना, अर्थात् अपने निज स्वरूप में स्थित होना है। वस्तु सब अपनी-अपनी हो जाएँ तो कौन किसका स्वामी और कौन किसका दास है ? चित्तवृत्तियों के संयम और निरोध के बाद ही द्रष्टा अपने निज सत्य स्वरूप में अवस्थित हो पाता है। कर्ता, कर्म, कारण -द्रष्टा, दृश्य, दृग-ग्राह्य, ग्रहण, गृहीता—सभी से निर्बंध हुआ अपने कारण में विलीन यही बंधन-मुक्त अवस्था है। 'योग-दर्शन' का मंतव्य, गंतव्य और प्रतिपाद्य विषय अपने सत्य स्वरूप कारण में लीन होकर निर्बंध होना है।

ध्यानं निर्विषयं मन:।

प्रणत हूँ अथ प्रयोजन के लिए, अत: अर्थार्थी हूँ, क्योंकि प्रार्थना में हम कुछ माँग रहे होते हैं, ध्यान में वह देता है, ध्यान में साधक उसका सान्निध्य ढूँढ़ता है। प्रयोजन प्रार्थना और निष्प्रयोजन ध्यान है।

इन आत्यंतिक अवस्थाओं को केवल ध्यान से ही जाना जा सकता है। ध्यान में चेतना बिंदु सूक्ष्म शरीर की ओर उन्मुख होता है और ध्यान में स्थिरता आने से शक्ति की परिधि का विस्तार होते-होते इतना बढ़ जाता है कि साधक को सर्वोच्च सत्ता का आभास होने लगता है। साधक का जो भी स्थूल बचा है, वह परमाणुओं की निर्जीव कोशिकाएँ हैं, जिन्हें अंतस की यात्रा में बाहर छोड़ते हैं। स्थूल के पिघलने और सूक्ष्म के समझने की प्रक्रिया आरंभ हो जाती है। ध्याता, ध्यान, ध्येय-प्रमेय, प्रमाता, प्रमाण आदि सभी के समीकरण उजागर हो जाते हैं।

चित्त की मनोदशा सर्वथा असंग हो जाती है। ध्यान की असंगता का

विराट् अर्थ है, जिसमें कुछ भी साथ नहीं होता। पथगामी यदि यात्रियों को अपना मान ले तो यह मन की भूल है और चित्त का भटकाव है। असंग का आंतरिक अर्थ वृत्तियों के साथ न होना है, न कि व्यक्ति के संग। संसार के रहते हुए अंदर से कोई वृत्ति संग न रहे, वह असंगावस्था है।

असंग असंगो हाययं पुरुषः। वृहदारण्यक, 4/3/15

यदि जीव गुणों का संग न करे तो जन्म-मरण हो ही नहीं सकता।

असंगता जीव का स्वरूप है, ध्यान साधक को आत्मस्वरूप तक ले जाता है।

'निजात्मानं ब्रह्म रूपम्।'

हमें अपने मौलिक स्वरूप का ज्ञान ध्यान से ही होता है, जिसका ध्येय अपवर्ग है, जिसमें चित्तवृत्तियों की असंगावस्था और यहाँ रहते हुए एकाग्रचित्त अपरिहार्य है।

पर हम अपने को भौतिकता से इतना आवृत्त कर चुके हैं कि अपना मूल स्वरूप ही भूल गए। चित्तवृत्तियाँ बहिर्मुखी होकर बिखर चुकी हैं। हर ओर रोग, शोक, दुःख, पीड़ा, अवसाद, उदासी, तनाव और अशांति है। इन बहिर्मुखी वृत्तियों को संयमित और अंतर्मुखी करने का ज्ञान ही योग है। ध्यान की गहराई में उतरकर 'निजात्मानं ब्रह्म रूपं' की क्षमता का ज्ञान सर्वप्रथम ऋषि पतञ्जलि ने दिया।

'अथ योगानुशासनम्' का उद्‌घोष करते हुए योग शिक्षा की अनादिता सूचित की है। मूल समाधान 'योगश्चित्तवृत्तिनिरोधः'—चित्तवृत्ति निरोध (सर्वथा रुक जाना) ही योग है।

योग-पद्धति में ऋषि पतञ्जलि ने अष्टांग योग से परिचित कराया।

अष्टांग योग—यम, नियम, आसन, प्राणायाम, प्रत्याहार, धारणा, ध्यान और समाधि। जिसमें प्रथम पाँच दैहिक क्रियाएँ हैं, जो तन को संयमित और अनुशासित करते हुए क्रमशः मन की ओर उन्मुख करने के बाह्य प्रयास हैं। किंतु धारणा, ध्यान, समाधि—त्रयं एकत्र संयम—ये आंतरिक चित्त, मन और संवेगों के विषय हैं।

कैवल्य तो समाहिति की अवस्था है, किंतु इसका बीज ध्यान की ऊष्मा में समाहित है, जो देह से देहिन तक, तत्त्व से अस्तित्व तक, अपनत्व से प्रभुत्व तक, चित्तवृत्तियों को संयमित कर ध्यान की ही ऊष्मा से कारण तत्त्व में विलीन होने तक के ज्ञान और विज्ञान का नाम ही योग है। आत्म-तत्त्व से ब्रह्म-तत्त्व तक जाने की यात्रा ही समाधि है।

समत्वं योग उच्यते—यह जीवन का समग्र दर्शन है, जो जीवन में समत्व लाता है। संसार के संयोग के वियोग का नाम ही 'योग' है।

तं विद्याद् दुःखसंयोगवियोगं योगसंज्ञितम्।

—गीता, 6/23

इस क्षणभंगुर संसार से वियोग करते ही 'योग' हो जाता है।

गुण, वृत्ति, प्रवृत्ति का संयमन, आत्म 'नियंत्रण' अनुशासन की विद्या और विधि का नाम 'योग' है। ध्यान और समाधि के द्वारा जब अंतर्बोध घटित होता है, वही परा विद्या योग-दर्शन का विषय है।

—डॉ. मृदुल कीर्ति

निर्बंध : योग-दर्शन का सार काव्य

निर्बंध

आ गया तट देह के, तटबंध सारे खोल दो,
नेह के अनुबंध और, आसक्तियों से बोल दो।

अब मेरा पीछा करें न, स्वत्व में अपने रहें,
पाँच भौतिक तत्त्व सारे, गेह अब निज-निज गहें।
मैं चली सत तत्त्व लेकर, असत को करके परे,
मैं चली उत्सर्ग लेकर, देह धरती पर धरे।
व्योमवत बिन आवरण, अवलंब बिन सबसे परे,
हो गया सब नाट्य-नर्तन, जन्म-मृत्यु तन धरे।
पुण्य सारे पाप सारे, न्यायकर्ता तौल दो,
आ गया तट देह के, तटबंध सारे खोल दो।

अब समय की सारिणी, सीमा से बाहर आ गई,
अहंम् कालोऽस्मि उद्घोषण, समय समझा गई।
दग्ध दुर्गम घाटियाँ और दुर्निवारी दूरियाँ,
अर्थ अपना खो चुकीं, सुख-दुःख पूरित बेड़ियाँ।
क्योंकि ईहातीत क्षण की, परिधि व्याधि से परे,
क्षणिक क्षणभंगुर जगत् की क्षीणता से ना डरें।

शाश्वती की बात, शत संवत्सरों से बोल दो,
आ गया तट देह के, तटबंध सारे खोल दो।

क्योंकि
उत्तीर्णे तुगते पारे नौकाया: किम प्रयोजनम्।
(नदी के पार उतरने पर नौका का प्रयोजन क्या रह जाता है।)

आ गया तट नाव कोई, साथ ले जाता नहीं,
विगत संचित क्रियमाणम्, संस्कारों के बही।
अब अणु-अणियाम किंतु, महत-महिमामय मही,
ध्रुव अलौकिक पारलौकिक, रुक नहीं सकता कहीं।
तत्त्व से अस्तित्व से, अपनत्व और प्रभुत्व से,
पार सब करती हुई, अब जा मिली अमरत्व से।
बिंदु कब सिंधु से मिलकर लौटकर है आ सकी,
मैं इयत्ता हीन सत्ताहीन सत्ता पा सकी।
अंतत: निर्भाव अर्णव, चित्तवृत्ति से बोल दो,
आ गया तट देह के, तटबंध सारे खोल दो।

ग्रंथों के काव्यानुवाद की उपादेयता

आज के युग में लाभ–हानि की दृष्टि से ही किसी वस्तु का मूल्यांकन होता है। धन से ही महत्ता आँकी जाती है। यह व्यावसायिक मनोवृत्ति आधुनिकता और भौतिकवादी युग की ही देन है। किंतु अध्यात्म को धन से नहीं क्रय किया जा सकता। यह आत्म–विषयक तत्त्व ब्रह्म–प्रदत्त है। बिना प्रभु कृपा के आध्यात्मिक ग्रंथों का न तो सृजन और न ही उनका अनुवाद हो सकता है। ये किसी लोभ या लालच के वशीभूत होकर सृजित नहीं होते। लोभ और लालच से लिखे साहित्य की आयु भी नहीं होती है।

संस्कृत में लिखे ग्रंथों की क्लिष्टता सदा ही सामान्य पाठकों को दूर करती रही है। वे गहरी रुचि रखते हुए भी नहीं पढ़ पाते। फलतः यंत्रवत् श्लोकों और मंत्रणाओं को बस बोलते भर हैं, किंतु बिना समझे भावविहीन-से रहते हैं। विषय को जन सामान्य की उनकी अपनी भाषा में लाने से ही बोधगम्य होता है। ऋषि वाल्मीकि की 'रामायण' संस्कृत में होने के कारण वहीं–की–वहीं है, जबकि तुलसी कृत रामचरित मानस आज सबके हृदय में है। लेखन तभी सिद्ध होता है, जब वह सरल, सरस और सार्थक हो।

परब्रह्म की अहैतु कृपा से सामवेद, ईशादि नौ उपनिषद्, श्रीमद्भगवद्गीता, अष्टावक्रगीता, श्री शंकराचार्य के स्तुति स्तोत्र साहित्य और विवेक चूड़ामणि—पतञ्जलि योग–दर्शन आदि का काव्यानुवाद किया है, सुधीजनों का आशीष चाहिए।

विविध छंदों में अनुवादित ये ग्रंथ सरल, सरस होने के कारण अपनी उपादेयता सिद्ध करते हैं। ये ग्रंथ धन के लिए नहीं लिखे जाते; किंतु यह भी

सत्य है कि ये किसी भी धन से क्रय भी नहीं किए जा सकते। ये केवल और केवल कृपा-साध्य होते हैं।

शास्त्रं सुबोधमेवेदं सालंकारविभूषितम्।

यत्कथ्यते हि हृदयंगमयोपमान—

युक्त्या गिरा मधुरयुक्तपदार्थया च।
श्रोतुस्तदंग हृदयं परितो विसारि
व्याप्नोति तैलमिव वारिणि वार्य शंकाम्॥

—योगवासिष्ठ, 3-84-45

अर्थात् जो कुछ ज्ञान ऐसी भाषा में कहा जाता है, जो मधुर शब्दों से युक्त है और जिसमें समझ में आनेवाली उपमाओं, दृष्टांतों एवं युक्तियों का प्रयोग किया गया है, वह भाषा सुननेवाले के हृदय-प्रदेश में प्रवेश करके वहाँ इस प्रकार फैल जाती है जैसे तेल की बूँद जल के ऊपर फैल जाती है। जल पर तेल के समान फैलकर मधुर दृष्टांतों से युक्त भाषा श्रोताओं के हृदय को प्रकाशित करती है और उनकी शंकाओं का समाधान करती है। योगवासिष्ठकार ने कठिन, शुष्क एवं दुरूह भाषा को राख में पड़े हुए घी के समान बताया है—

त्यक्तोपमानममनोज्ञपदं दुरापं क्षुब्धं धराविधुरितं विनिगीर्णवर्णम्।
श्रोतुर्न याति हृदयं प्रविनाशमेति वाक्यं किला यमिव भस्मानि हूयमान्॥

—योगवासिष्ठ, 3-84-46

अर्थात् जो भाषा कठिन, कठोर एवं कठिनाई से उच्चारण किए जानेवाले शब्दों से युक्त एवं दृष्टांतों से रहित है, वह श्रोता के हृदय में प्रवेश नहीं कर सकती और वैसे ही नष्ट हो जाती है जैसे राख में पड़ा हुआ घृत।

मामेकं शरणं व्रज

मामेकं शरणं व्रज।
—मेरी शरण आ जा
तेरा कुशल-क्षेम अब मेरे अधीन है।
कहाँ विश्वास है तेरे आश्वासन पर?
मैंने समर्पण या तो किया नहीं
किया तो विश्वास नहीं,
किया तो आधा अधूरा।
किया तो वापस ले लिया।
कदाचित् समर्पण क्या है?
जाना ही नहीं
समर्पण में
पूर्ण और सत्य समर्पण में
सभी संकायों का निषेध
अयं और स्वयं वेध
किंतु स्वयं का बोध
अंतर्मन का प्रबोध
अब
अन्नमय स्तर से उठती जटिलता

प्राणमय स्तर से उठती आतुरता
मनोमय स्तर से उठती कामना
ज्ञानमय स्तर से उठती आत्मिक चेतना
और
आनंदमय स्तर से उठती आध्यात्मिक संचेतना।
लो, पा लिया समर्पण का केंद्र-बिंदु
यहाँ तो कोई कामना नहीं, 'अभीप्सा' है।
क्योंकि केंद्रीय संकल्प से जुड़ा
चित्त कामना नहीं, 'अभीप्सा' करता है।
समर्पण करता है। एक ऐसा समर्पण, जो
अनन्य है
अब किसी अन्य को नहीं
अनन्य में अन्य समाता ही नहीं
पूर्ण समर्पण क्योंकि
समर्पण आधा-अधूरा होता ही नहीं
समर्पण में कोई शर्त नहीं,
समर्पण कभी वापस भी नहीं लेता।
समर्पण वापस होता भी नहीं
क्योंकि यह 'अभीप्सा' है
कामना-रहित कामना।
अभीप्सा की डोर से निष्काम का छोर मिल गया।
अब कामना-पूरित नहीं
कामना-रहित हूँ।
सुनो, वासुदेव कुछ कह रहे हैं।
तुम परिणाम की इच्छा करते हो

और मैं इच्छा का परिणाम जानता हूँ।
ज्ञान और अज्ञान की बस, इतनी सी दूरी है।
कब तक देह बदलते रहोगे?
जिससे मरना न छूटे
उसे लेकर क्या करोगे?
हर जन्म में बस इतना ही जान पाना रह जाता है
तुम फिर चले जाते हो, फिर आने के लिए।

अतः प्रार्थना का मूल हो
हे प्रभु! कामना पूरी नहीं
कामना-विहीन कर दो।

ॐ श्री परमात्मने नमः

अनुक्रम

पतञ्जलि योग-दर्शन

मूल संस्कृत सूक्त, काव्यानुवाद, भावार्थ, अंग्रेजी अनुवाद

अध्याय–1

समाधि पाद

ॐ श्री परमात्मने नमः

तस्य वाचकः प्रणवः

पतञ्जलि योग–दर्शन

महर्षि पतञ्जलि कृत

योग–दर्शन—समाधिपाद —1

श्री परमात्मने नमः

समाधि पाद 1

मूल सूक्त–

अथ योगानुशासनम् ॥ 1 ॥

काव्यानुवाद–

अथ आरंभ योग अनुशासन, प्रथम प्रणव प्रणवहुँ आराधन
योगहिं प्रेय–श्रेय जिन कीन्हा, तिनहिं सत्य जीवन का चीन्हा। 1।

भावार्थ–

वेदानुकूल योग–शास्त्र को आरंभ किया जाता है।
OM! : Here follows Instructions in Union.

मूल सूक्त–

योगश्चित्तवृत्तिनिरोधः ॥ 2 ॥

काव्यानुवाद–

जेहि पल थमहिं चित्त चंचलता, चित्तवृत्तियन सकल चपलता।
मन संयम और चित्त निरोधा, तिनहिं योग ऋत सत्य प्रबोधा। 2।

भावार्थ–

चित्तवृत्तियों का सर्वथा निरुद्ध (रुकना) ही योग है।

शरीर, मन और विचारों पर नियंत्रण ही सिद्धि है।
साधना कठिन नहीं, 'मन' का सधना कठिन है।

वस्तुतः संपूर्ण योग-दर्शन चित्तवृत्ति का ही दर्शन है और चित्तवृत्ति के चारों ओर ही प्रक्रमायित है। योग-दर्शन में मूलतः मनुष्य की चित्तवृत्तियों के भाव, विभाव, प्रभाव, अनुभाव और स्वभाव का ही विस्तार है।

शब्द, रस, रूप, गंध और स्पर्श के संयोग से जीव के मन में विचारों और संवेगों की तरंगें प्रति पल तरंगित होती हैं। यही चित्त की वृत्तियाँ हैं। चित्त (मन) में सृजित, उद्वेलित और मंथन करनेवाले सकल विचारों, भावों और तरंगों का संयमन, नियमन, नियंत्रण और सर्वथा निरोध ही योग है।

मन की वृत्तियों में प्रवृत्ति ही मन का बंधन है। मन की वृत्तियों से निवृत्ति ही मन का मोक्ष है।

मनः एव मनुष्याणां बन्धनात् मोक्षयो कारणम्।
बन्धाय विषया संगी मुक्तये निर्विषयं मनः॥

—*विष्णुपुराण*

मन क्या है ? वस्तुतः विचारों का समूह ही 'मन' है। मन ही मनन शक्ति का स्रोत है और प्रकृति ने मन की सत्ता देकर ही मनुष्य को अन्य जीवों से पृथक् और श्रेष्ठ किया है। मनुष्य वही है, जो मनन कर सकता है—माननेन्

मनुष्यः।

मन का स्वभाव—मन का स्वभाव चंचल है। इतना चंचल है कि कथं न रमते मनः

—अथर्ववेद, 10/7/37

मन कभी रमता नहीं, भ्रमण ही करता रहता है। केवल भ्रमण ही नहीं वरन् मन की गति प्रकृति के किसी भी तत्त्व से अधिक गतिमान है। 11 मिनट में सूर्य की किरणें तुम तक आती हैं, किंतु तुम एक निमिष में ब्रह्मांड-पर्यंत चले जाते हो। कहा जाता है कि केवल 30 सेकंड तक भी यदि तुम एक चित्त होकर एक विषय पर ध्यान लगा सको तो समाधि लग जाए।

'योगवासिष्ठ' में मुनि वसिष्ठ रामजी से कहते हैं—हे रामजी!

नेह चंचलता हीनं मनः क्वचन दृष्यते।

इस ब्रह्मांड में चंचलता से शून्य मन तो कहीं भी नहीं है।

'योगवशिष्ठ' में तो मन के विषय में यहाँ तक कहा गया है—

अध्यव्धिपानान्महतः सुमेरुंमूलनादपि।
अपि वहंयशनात् साधो विषमशिचत्तनिग्रहः॥

समुद्र को भी पी डालने से, सुमेरु पर्वत को उखाड़ डालने से या फिर दहकते हुए अंगारों को निगल लेने से भी हे साधो! इस चित्त का निग्रह कर लेना कहीं कठिन है, दुष्कर है।

श्रीकृष्ण से अर्जुन ने कहा कि हे मधुसूदन! आपने जो यह ध्यानयोग समभाव कहा है, मन के चंचल के कारण मैं इसकी स्थिति को स्थिर नहीं देखता।

चञ्चलं हि मनः कृष्ण प्रमाथि बलवद्दृढ़म्।
तस्याहं निग्रहं मन्ये वायोरिव सुदुष्करम्॥ 34॥

—गीता, 6/34

कारण कि हे श्रीकृष्ण! यह मन अति चंचल, प्रमथन प्रकृति का, दृढ़ व बलिष्ठ है। अतः मन को वश में करना उतना ही दुष्कर है, जितना वायु को रोकना।

श्रीकृष्ण ने अर्जुन को उत्तर दिया—

असंशयं महाबाहो मनो दुर्निग्रहं चलम्।
अभ्यासेन तु कौन्तेय वैराग्येण च गृह्यते॥

—गीता, 6 /35

हे महाबाहो! निश्चय ही मन बड़ा चंचल और दुराग्रही है। लेकिन, हे कौंतेय! अभ्यास व वैराग्य द्वारा यह वश में हो जाता है।

यही 'योगश्चित्तवृत्तिनिरोधः' में ध्वनित है।

मन की दुराग्रही, अदम्य और चंचल वृत्ति है, अतः मन का निग्रह दुरूह तो है, किंतु असंभव नहीं। 'गीता' में श्रीकृष्ण ने इस तथ्य की पुष्टि की है और यही तथ्य वेदों में भी है।

युञ्जते मन उत युञ्जते धियो विप्राः।

—ऋग्वेद, 5/81/1

योगीजन मन को समाहित करते हैं, वृत्तियों को संयत करते हैं।

मन केवल ग्रहण करता या त्यागता है और बुद्धि को निर्णय के लिए भेजता है, चित्त बुद्धि के निर्णय को संगृहित कर सँजो लेता है और तदनुसार ही चित्त की वृत्तियाँ, संकल्प-विकल्प होते हैं। यही अंतर्मन के चार अंग—मन, बुद्धि, चित्त और अहंकार हैं। यही जन्म-जन्मांतर का कारण बीज है। इसी कारण बीज में ही मन के निर्मूल होने के बीज भी समाहित हैं, अर्थात्—मन से ही मन का दमन संभव है। मन के संयत होते ही चित्तवृत्तियाँ थम जाती हैं। संकल्प-विकल्प थमते ही योगश्चित्तवृत्तिनिरोधः की अवस्था घटित होती है। 'योग वासिष्ठ' में गुरु वसिष्ठ ने कहा, 'हे रामजी! मन एव समर्थ वो मनसो दृढ़ निग्रहे। तुम्हारा मन ही मन का निग्रह करने में समर्थ है।

ऋषिवर पतञ्जलि के योग-दर्शन का कथ्य विषय यही चित्त है। चित्तवृत्तियों के निरोध से ही योग संभव है।

असंयतात्मना योगो दुष्प्राप इति मे मतिः।
वश्यात्मना तू यतता शक्योऽवाप्तुमुपायतः॥

—गीता, 6/36

क्योंकि मेरी मति के अनुसार जिसका मन वश में नहीं, उसे योग की प्राप्ति होना दुष्कर है और जिसने मन को जीत लिया, उसके लिए योग सहज व सुलभ है।

मन में अमोघ शक्ति है, सृजन बिंदु पर लगे तो ब्रह्म को पाकर रहे और विध्वंस पर लगे तो महाभारत करा कर रहे।

मन के मनीषी होने तक की मानसिक, आंतरिक और आध्यात्मिक यात्रा का दर्शन ही योग-दर्शन है।

जो सात्त्विक दिशा में लगे तो ब्रह्म से मिला दे, विकारों में लगे तो माटी में मिला दे। 'मन' के बिना कोई कर्म संपादित भी नहीं होता।

'यस्मान्न ऋते किञ्चन कर्म क्रियते।'

—यजुर्वेद, 34

Union, Spiritual Consciousness, is gained through control of the versatile psychic nature.

मूल सूक्त–

तदा द्रष्टु स्वरूपेवस्थानम्॥ 3॥

काव्यानुवाद–

होहिं संयमित सगरी वृतियाँ, सहजहिं ठहरें मन की गतियाँ।
द्रष्टा देखि सके निज रूपा, होइ अवस्थित सत्य स्वरूपा। 3।

भावार्थ–

जब चित्त की वृत्तियाँ सर्वथा रुक जाती हैं, तब जीवात्मा को अपने सत्य स्वरूप का और परमात्मा के स्वरूप का साक्षात्कार होता है।

चित्त या मन की चंचल और बहु-विषयक वृत्तियों के निरोध के बाद ही अंतर्मन प्रबोध की अवस्था होती है। चित्तवृत्तियों का चांचल्य थमते ही यही मन 'मनीषी' होकर 'प्रति प्रसव' की अवस्था तक जाता है। जगत् का सारा प्रपंच चित्त की विषयों में प्रवृत्ति और निवृत्ति का है।

Then the Seer comes to consciousness in his proper nature.

मूल सूक्त–

वृत्तिसारूप्यमितरत्र ॥ 4 ॥

काव्यानुवाद–

तस प्रतिबिंब होइ जस रूपा, चित्तवृत्ति अनुरूप सरूपा।
समुझति ताहि स्वयं निज रूपा, नहिं बिनु योग प्रगट सतरूपा। 4।

भावार्थ–

जब तक भावों की तरंगें चित्त में तरंगित हैं और जब तक एक भी इच्छा बाकी है, संस्कार बनते ही रहेंगे; तब तक, समझो संसार तुम्हारे अंदर है। वृत्तियों तथा भावों के अनुरूप ही द्रष्टा अपने स्वरूप को समझता है—जैसे क्रोध आया तो क्रोधी और मोह आया तो मोही आदि। अतः सत्य स्वरूप उद्भासित करने के लिए चित्त से वृत्तियों का निरोध अनिवार्य है और अनिवार्य का निवारण नहीं होता, अर्थात् बिना वृत्तियों के निरोध के सत-स्वरूप उजागर नहीं होता। मनुष्य वृत्तियों के आवेग से भ्रमित एवं दृष्टिगत भावों से ही शासित है, अतः भावों के अनुसार ही अपना रूप समझता है। जैसी वृत्ति वैसी प्रवृत्ति, जैसी दृष्टि वैसी सृष्टि, जैसा भाव वैसा विभाव, प्रभाव और स्वभाव आदि यही प्रकृति का नियम है।

त्रिगुणमय इस जगत् में सात्त्विक, राजसिक और तामसिक वृत्तियों से युक्त जनों की तदनुसार ही वृत्ति और प्रवृत्ति होती है।

भगवद्गीता में श्रीकृष्ण ने कहा है—यह संसार गुणों के कार्य रूप सात्त्विक, राजस और तामस भावों से मोहित हो रहा है। गीता, 7/13

अतः जब तक योग साधनों से चित्तवृत्तियों का निरोध या संयम नहीं होता, तब तक द्रष्टा अपनी वृत्तियों के तदनुसार अपना स्वरूप देखता है।

Heretofore the Seer has been enmeshed in the activities of the psychic nature.

मूल सूक्त–

वृत्तयः पञ्चतय्यः क्लिष्टाक्लिष्टाः ॥ 5 ॥

काव्यानुवाद–

क्लिष्ट अक्लिष्ट वृत्ति के रूपा, इनके पाँच प्रकार अनूपा।
क्लिष्ट योग मग बाधक रहतीं, पर अक्लिष्ट मग साधक महती। 5।

भावार्थ–

चित्त की वृत्तियाँ सागर में तरंगित तरंगों के समान असंख्य हैं; किंतु योगसूत्र के सूत्रकार महर्षि पतञ्जलि उनको पाँच श्रेणियों में बाँटकर उनका स्वरूप बताते हैं कि सात्त्विक सुख देनेवाली और सांसारिक दुःख देनेवाली वृत्तियाँ पाँच प्रकार की होती हैं। इन पाँचों की प्रत्येक वृत्ति के दो-दो भेद होते हैं। पहली क्लिष्ट वृत्ति, अर्थात् अविद्या और अज्ञान को पुष्ट करनेवाली वृत्ति, जो योग मार्ग में बाधक वृत्ति है। ये विकारी मनोदशाएँ हैं, जो चित्त को दग्ध और कुंठित करती हैं। दूसरी अक्लिष्ट वृत्ति है, जो सात्त्विक और ज्ञानमय है। यह योग साधन की सहायक वृत्ति है। यही क्लिष्ट और अक्लिष्ट वृत्तियों का भेद है।

The psychic activities are five, they are either subject or not subject to five hindrances.

मूल सूक्त–

प्रमाणविपर्ययविकल्पनिद्रास्मृत्यः ॥ 6 ॥

काव्यानुवाद–

वृति विकल्प विपर्यय प्रमाणा, निद्रा स्मृति पाँच विधाना।
दो वृतियों के पाँच प्रकारा, योग हेतु वर्णित विस्तारा। 6।

भावार्थ–

स्वाभाविक रूप से निम्न पाँच प्रकार की वृत्तियाँ चित्त में होती हैं—

प्रमाण, विपर्यय, विकल्प, निद्रा, स्मृति।

इन सभी वृत्तियों के स्वरूप और इनमें अंतर्निहित सूक्ष्म तत्त्वों का विवेचन विस्तार से सूत्रकार अगले सूक्तों में करते हैं।

These activities are: Sound Interaction, Unsound Interaction, Prediction, Sleep, Memory.

मूल सूक्त–

प्रत्यक्षानुमानागमाः प्रमाणानि॥ 7॥

काव्यानुवाद–

वृति प्रमाण के तीन प्रकारा, एक प्रत्यक्ष प्रमाण पुकारा।
दूजा है अनुमान विधाना, तीसर आगम वेद बखाना। 7।

भावार्थ–

प्रमाण नामक वृत्ति के तीन स्वरूप हैं—प्रत्यक्ष, अनुमान और आगम; अर्थात् ये तीन प्रमाण वृत्तियाँ हैं।

प्रत्यक्ष प्रमाण का अर्थ है—साक्षी भाव, जिसे किसी पुष्टि और साक्ष्य के सहारे की आवश्यकता नहीं, अर्थात् जो स्वयं अपना साक्ष्य एवं स्वयं अपना प्रमाण है। शंका, भ्रांति, संशय-रहित ज्ञान प्रत्यक्ष प्रमाण-वृत्ति है। पदार्थों को प्रत्यक्ष देखते हुए प्रमाणित रूप में उनकी निस्सारता और क्षणभंगुरता का बोध हो, ऐसा भाव योग-साधना में साधक है। पदार्थों के भोग में आसक्ति न होकर पदार्थों के परिणाम दुःख (योगदर्शन, 2/15) का बोध बना रहे, ऐसा भाव चित्तवृत्तियों के संयम में सहायक है। उनसे होनेवाली 'प्रमाण वृत्ति' अक्लिष्ट है। जो प्रत्यक्ष पदार्थ आकर्षित कर जगत् के प्रति मोह में वृद्धि करते हैं, ऐसे वैराग्य-विरोधी भाव साधन में साधक नहीं वरन् बाधक हैं, अतः उनसे होनेवाली प्रमाण-वृत्ति क्लिष्ट है।

अनुमान प्रमाण

अनुमान प्रमाण—जैसा कि स्वयं ध्वनित है, अर्थात् किसी प्रत्यक्ष दृश्य के सहारे उससे संबंधित अप्रत्यक्ष पदार्थ के स्वरूप का ज्ञान होना, जैसे धुएँ को कहीं देखकर अग्नि के होने का अनुमान। यह अनुमान प्रमाण वृत्ति है। प्रमाण वृत्ति के अनुमान यदि साधक को सांसारिक पदार्थों से विरक्त कर, आत्मज्ञान में अनुरक्त कर योग में सहायक हों तो वे अनुमान प्रमाण अक्लिष्ट हैं। यदि इसके विपरीत हैं तो वे क्लिष्ट हैं।

आगम प्रमाण

वेदों, प्रामाणिक अध्यात्म ग्रंथों, भगवद्गीता और आप्त ऋषियों के सिद्ध वचन और ज्ञान योग साधक के उस बिंदु पर सहायक होते हैं, जहाँ प्रत्यक्ष एवं अनुमान प्रमाण वृत्ति और उसके अंत:करण की भी पहुँच नहीं होती। वह आगम प्रमाण वृत्ति है। सिद्ध-सत्यों को आत्मसात् कर साधक को साधना में त्वरित गति और अपने सत्य स्वरूप का ज्ञान होता है। वह अक्लिष्ट आगम प्रमाण वृत्ति है।

यहाँ एक स्वाभाविक प्रश्न उभरकर आता है कि ऋषियों के आप्त वाक्य, ग्रंथों के यथार्थ ज्ञान किसी भी साधक को कभी क्लिष्ट कैसे हो सकते हैं। ये तो सदा ही साधक के लिए स्वत: सिद्ध अक्लिष्ट आगम प्रमाण हैं। अत: ऋषिवर ने इन्हें इस श्रेणी में क्यों रखा?

इसके औचित्य को सिद्ध करने के लिए योग-दर्शन के विभूति पाद का यह सूक्त है—

ते समाधावुपसर्गा व्युत्थाने सिद्धय:।

—विभूतिपाद, 3/37

यहाँ वह उन प्राप्त छह सिद्धियों के लिए आया है, जो योगी पा चुका है और ऋषिवर इन पर वैराग्य करने को कहते हैं। ये सिद्धियाँ साधक को मिलें तो उनका त्याग कर दे, क्योंकि इनके आकर्षण केवल उनके लिए हैं, जो अंतिम सत्य तक नहीं जाना चाहते और जो योगी अंतिमता के लक्ष्य के

साधक हैं, उनके लिए ये सिद्धियाँ तक (जिन्हें गहरी साधना से पाया है) बाधक और क्लिष्ट हैं। तापसी प्रव्रज्या के संकल्प और लक्ष्य को अपनी अंतिमता तक जाना है, अत: कोई भी आकर्षण—चाहे वे सिद्धियाँ ही क्यों न हों, साधक के क्लिष्ट आगम प्रमाण वृत्ति हैं।

यह उस प्रश्नायित प्रश्न का उत्तर है।

The elements of sound interaction are: direct observation, inductive reason, and trustworthy testimony.

मूल मंत्र—

विपर्ययो मिथ्याज्ञानमतद्रूपप्रतिष्ठम्॥ 8॥

काव्यानुवाद—

मिथ्या ज्ञान भ्रांतिमय ज्ञाना, यह विपरीत ज्ञान अज्ञाना।
जस पदार्थ विपरीत प्रतीती, वृत्ति विपर्यय जात अस चीती। 8।

भावार्थ—

मिथ्या ज्ञान को विपर्यय कहते हैं, क्योंकि वह मिथ्या ज्ञान वस्तु के वास्तविक स्वरूप में प्रतिष्ठित नहीं होता है। वस्तु का यथार्थ रूप न समझकर विपरीत ज्ञान होने से विपर्यय ज्ञान है। विपर्यय ज्ञान में विपरीत ज्ञान के साथ भ्रांति का भी अंश रहता है; जैसे—पेड़ की परछाईं में व्यक्ति के होने की भ्रांति, रेत में दूर से जल होने की भ्रांति, सीप में चाँदी होने की भ्रांति आदि। पास जाने पर भ्रांति का निराकरण होता है।

इंद्रिय एक ही है, जिसे पहले सीप में चाँदी होने की धारणा हुई, पास आने पर धारणा का भ्रमित आवरण हटा, यथार्थ जाना। यही दृष्टिकोण योगपरक भी है; यथा—भौतिक वस्तुओं की क्षणभंगुरता और मिथ्यात्व को मान विरक्त भाव का विकास होना। यह ज्ञान योगपरक विपर्यय अक्लिष्ट वृत्ति ज्ञान है, जो साधक को योग में सहायक वृत्ति है; किंतु वे भौतिक पदार्थ सर्वथा मिथ्या नहीं हैं, केवल परिवर्तनशील हैं। रूप बदलते हैं, नष्ट नहीं होते।

किंतु साधक द्वारा पदार्थों में क्षणभंगुरता की मान्यता योग में साधक है। जो इन पदार्थों को स्थायी मानते हैं, उनके लिए यह क्लिष्ट वृत्ति है।

Unsound interaction is false understanding, not resting on a perception of the true nature of things.

मूल सूक्त–

शब्दज्ञानानुपाती वस्तुशून्यो विकल्पः ॥ 9 ॥

काव्यानुवाद–

वृति विकल्प बस एक विचारा, नाहिं यथारथ को आधारा।
अस्तित्वहिं बिनु भ्रमित प्रकारा, शब्दहिं सों सरजे संसारा। 9।

भावार्थ–

सूक्त के शब्द ध्वनित करते हैं। बिना वस्तु के ही केवल शब्दों को आधार मानकर पदार्थ की कल्पना करने की वृत्ति विकल्प वृत्ति है। शब्दों के आधार अर्थात् सुनी-सुनाई बातों पर आधारित मान्यता विकल्प वृत्ति है। पिछले सूक्त की विपर्यय वृत्ति में विद्यमान वस्तु के स्वरूप का विपरीत या मिथ्या ज्ञान है; किंतु विकल्प वृत्ति में वस्तु शून्य है, फिर भी, शब्द-ज्ञान के आधार पर उसको अस्तित्वमान किया जाता है।

जो वृत्ति शब्द-ज्ञान का अनुसरण करनेवाली हो, परंतु वस्तु से शून्य हो, उसे विकल्प वृत्ति कहते हैं।

आगम प्रमाण-जनित वृत्ति में शास्त्रों और सिद्ध आप्त जनों के कथित वचनों का अनुसरण करना अक्लिष्ट वृत्ति माना गया है; क्योंकि ये ज्ञान के संवाहक हैं और साधक के सहायक हैं। किंतु इनके इतर केवल सुनी बातों से बने व्यर्थ के संकल्प-विकल्प आदि विकल्प वृत्ति हैं। ये शब्दों पर आधारित एवं वस्तु-शून्य विकल्प वृत्ति कैसे अक्लिष्ट या क्लिष्ट होती है, इसे एक उदाहरण से समझा जा सकता है।

केवल शब्दों से सुना है कि ईश्वर बहुत सुंदर कमल नयन हैं आदि। अब

यदि केवल इन सुने हुए शब्दों के भाव उसकी भक्ति को प्रगाढ़ करते हैं तो यह अक्लिष्ट विकल्प वृत्ति है। यदि विपरीत है तो क्लिष्ट विकल्प वृत्ति है।

Prediction is carried on through words or thoughts not resting on an object perceived.

मूल सूक्त–

अभावप्रत्ययालम्बना वृत्तिर्निद्रा ॥ 10 ॥

काव्यानुवाद–

ज्ञान-शून्य सब भावन रीति, केवल ज्ञान अभाव प्रतीति।
चित्तवृत्ति परतीति समाई, वह निद्रा वृति जात कहाई। 10।

भावार्थ–

चेतना के सुषुप्ति में जाने की प्रक्रिया को 'निद्रा वृत्ति' कहते हैं। यह चित्त की अति विशेष वृत्ति है, जिसमें चैतन्य हमारी रक्षा करता है और चेतना अवचेतन अवस्था में जाती है। निद्रा वृत्ति को ऋषिवर ने योग की वृत्ति के रूप में प्रतिपादित किया है। निद्रा भोजन की तरह ही देह की आवश्यकता है। भगवद्गीता में श्रीकृष्ण कहते हैं कि योग उसी को सिद्ध होता है, जिसका आहार-विहार, सोना व जागना संतुलित होता है।

युक्ताहारविहारस्य युक्तचेष्टस्य कर्मसु।
युक्तस्वप्नावबोधस्य योगो भवति दुःखहा ॥

—गीता, 6/17

ध्यान की अवचेतन अवस्था में सोए साधक के लिए नींद अचेत ध्यान है। इस नींद में भी वह अवचेतन मन से परम सत्ता से जुड़ा है और यदि जुड़ा है तो अवचेतन रूप से शक्ति भी पा रहा है। इस अवस्था में साधक की नींद भी अचेतन पूजा का स्वरूप है, अतः यह साधक के लिए अक्लिष्ट निद्रा वृत्ति है। अनेको ऐसे दृष्टांत भी उपलब्ध हैं, जब साधक को निद्रा में आंतरिक ज्ञान की अनुभूति और विशेष स्वप्न भी सांकेतिक रूप में दिखे हों। सच्चे

साधक की चेतना कभी सोती नहीं, बल्कि हर अवस्था में जागरूक रहती है। इसके विपरीत जो तामसी वृत्ति की निद्रा मूढ़ता, आलस्य और प्रमाद है, वह क्लिष्ट निद्रा वृत्ति है।

Sleep is the psychic condition which rests on mind states, all material things being absent.

मूल सूक्त–

अनुभूतविषयासम्प्रयोगः स्मृतिः ॥ 11 ॥

काव्यानुवाद–

संस्कार चित निहित सुषुप्ति, जब पावें ये कोउ निमित्ति।
पुनरपि होहिं स्फुरित चित्ता, तब स्मृति वृति होउ प्रभुत्ता। 11।

भावार्थ–

चित्त में पूर्वकृत कर्मों की अनुभूतियाँ संचित हैं, जो किसी निमित्त या प्रसंग वश उभरकर आती हैं। यही स्मृति वृत्ति है। अनुभूति के क्षणों की स्फुरणा ही स्मृति है। संचित अनुभूतियों का उनकी किसी संबंधित परिस्थिति में पुनः स्मृति में आ जाना अर्थात् उपस्थित हो जाना स्मृति वृत्ति कहलाती है। पूर्वकृत कर्मों के संस्कार सूक्ष्म रूप से चित्त में समाहित रहते हैं। उपर्युक्त चार वृत्तियों—प्रमाण, विपर्यय, विकल्प और निद्रा : इन वृत्तियों के अनंतर अनुभूति के संस्कार भी चित्त पर हैं। उनका किसी निमित्त कारण से पुनः उदय होने की प्रक्रिया स्मृति वृत्ति है। जो स्मृतियाँ आत्म-ज्ञान व योग-साधना में प्रेरक और जिनकी स्मृति से चेतना प्रबुद्ध होकर उच्चतर अवस्थिति की ओर प्रेरित होती है, वह अक्लिष्ट स्मृति वृत्ति है। जिनके विगत कटु, क्रोध और राग-द्वेष युक्त हैं, जिनकी स्मृतियाँ मन को विकार-युक्त करती हैं, वे क्लिष्ट स्मृति वृत्ति हैं।

Memory is holding to mind-images perceived without modifying them.

मूल सूक्त–

अभ्यासवैराग्याभ्यां तन्निरोधः ॥ 12 ॥

काव्यानुवाद–

अभ्यासन वैरागन माँहिं, वृतियन चित निरुद्ध कर पाँहिं।
मन वृति संयम समरथ जोई, तेहि के सिद्ध समाधी होई। 12।

भावार्थ–

चित्त की वृत्तियों का निरोध केवल अभ्यास और वैराग्य के द्वारा ही संभव है।

इंद्रियाँ सुख की लोभी हैं। जहाँ सुख मिला, ठहर जाती हैं और अपना संसार बसा लेती हैं। तज्जनित सुख से मोह, आसक्ति, राग, उनके संरक्षण की चिंता आदि में मनोविकारों का जन्म होता है। यह राग ही भव-बंधन का मूल है, अतः वैराग्य और उसके निरंतर अभ्यास से ही चित्त-वृत्तियों को रोककर भव-बंधन से मुक्त होना संभव है।

माया से ग्रसित होने के कारण वैराग्य नहीं होता, वरन् वस्तु की निस्सारता के ज्ञान से वैराग्य मन में लाया जाता है और अभ्यास से थामा जाता है, तभी चित्तवृत्तियों का भटकना भी थमता है।

'गीता' में श्रीकृष्ण ने कहा–

अभ्यासेन तु कौन्तेय वैराग्येण च गृह्यते।

—6/35

हे कुंती-पुत्र अर्जुन! अभ्यास और वैराग्य से ही मन वश में होता है, अतः इसको अवश्य करना चाहिए।

अभ्यास और वैराग्य से मन की चंचलता के थमते ही आत्म-ज्ञान उद्भासित होता है और आत्म-ज्ञान होते ही संसार स्वयं छूट जाता है। संसार छोड़ने से आत्म-ज्ञान नहीं होता।

जगत् की क्षणभंगुरता, पल-पल परिवर्तन, पदार्थों की अनित्यता आदि

को गहराई से जब चिंतक देखता है तो वैराग्य के बीज अंकुरित होने ही लगते हैं। वैराग्य पैदा किया जाता है होता नहीं, क्योंकि माया की पकड़ और जकड़ से छूट पाना तभी संभव है, जब इनमें निस्सारता का बोध हो जाता है। साधना के अभ्यास से ध्यान को सुदृढ़ किया जाता है।

त्यक्तेन भुञ्जीथा मा गृधः कस्यस्विद धनम्।

—यजुर्वेद, 40/1 ईशावास्योपनिषद्, 1/1

'त्यक्तेन भुञ्जीथा केवल इन दो शब्दों में ही सत्य सिद्ध जीवन-शैली के सूक्त छुपे हैं। त्याग वृत्ति में मोह वृत्ति को स्थान नहीं। मोह नहीं तो बंधन नहीं और बंधन नहीं तो जीवन में कोई क्रंदन नहीं। अतः उत्कृष्ट और अपवर्ग को लक्षित साधक को निष्काम कर्मयोग ही एकमात्र साधन है, क्योंकि निष्काम कर्मयोगी कर्म करता हुआ भी अकर्ता है। इन वृत्तियों का जीवन-शैली में अभ्यास और चित्त में विरागी वृत्ति ही 'अभ्यासवैराग्याभ्यां तन्निरोधः' है।

अभ्यास और वैराग्य स्वयं ही निष्काम कर्म वृत्ति में परिणत हो जाते हैं।

The control of these psychic activities comes through the right use of the will, and through ceasing them self-indulgence.

मूल सूक्त–

तत्र स्थितौ यत्नोभ्यासः ॥ 13 ॥

काव्यानुवाद–

सतत जतन जेहि साधक करहीं, चंचल चित तबहीं तिन थमहीं।
अस प्रयास अभ्यास कहाई, सतत जतन अति होत सहाई।13।

भावार्थ–

उन दोनों अर्थात् अभ्यास और वैराग्य को सुदृढ़, स्थिर, परिपक्व और स्थायी बनाने के लिए जो यत्न किया जाता है, वह 'अभ्यास' है।

'गीता' में स्पष्ट कहा गया है कि अभ्यास और वैराग्य से मन को संयत किया जा सकता है।

किसी संत की वाणी यहाँ अभ्यास की शक्ति को पुष्ट करती है—

करत-करत अभ्यास ते जड़मत होत सुजान।
रसरी आवत जात ते सिल पर परत निसान॥

अभ्यास, सतत अभ्यास, अथक अभ्यास, दृढ़ अभ्यास, अडिग अभ्यास—योग सिद्ध करने का यह प्राथमिक आधार है।

लक्ष्य का संधान करना है तो एकाग्र मन, संयत भाव और एकमेव संयत मन साथ हो। यहाँ पहला व्यवधान बिखरे हुए मन का है, क्योंकि मन का स्वभाव है—मन कभी अकेला नहीं रहता, कोई-न-कोई विचार उसे तरंगित करता रहता है। जिस पल वह विचार-रहित होगा, उसी पल आत्म-रूप को पाकर आत्मलीन हो जाता है।

असंशयं महाबाहो मनो दुर्निग्रहं चलम्।
अभ्यासेन तू कौन्तेय वैराग्येण च गृह्यते॥

—गीता, 6/35

हे महाबाहो अर्जुन! इसमें कोई संशय नहीं कि मन अतिशय दुराग्रही, चंचल व दुर्निग्रह प्रवृत्ति का है; किंतु वैराग्य वृत्ति और दृढ़ अभ्यास से इसे वश में कर पाना संभव है।

The right use of the will is the steady effort to stand in spiritual being.

मूल सूक्त–

स तू दीर्घकालनैरन्तर्यसत्कारासेवितो दृढ़भूमिः ॥ 14 ॥

काव्यानुवाद–

करत निरंतर दृढ़ अभ्यासा, धारिअ हिय प्रभु पावन आसा।
दृढ़ विश्वास दीर्घ बहु काला, ब्रह्म तत्त्व अनुभवहिं कृपाला। 14।

भावार्थ–

परंतु वह अभ्यास, दृढ़ता, श्रद्धा और पूर्ण विश्वास से सतत, निरंतर

और पूर्ण निष्ठा से किया जाना अपरिहार्य है, तभी अभ्यास स्थायी, सिद्ध और फलित होता है।

आत्म-बोध की यात्रा जीवन का गहन पक्ष है। इसे पूर्ण एकाग्रता, समर्पण, प्रसन्न मन-चित्त और आत्मलीन होकर करनी है। ऊबे हुए मन-चित्त, बिखरे हुए विचारों के योग्य यह संकल्प नहीं है। मन न लगने का अर्थ है—अभी रुचि का विषय नहीं। अतः स्वयं को पहले तैयार करो, दृढ़ करो, फिर प्रसन्न मन व चित्त से आत्मबोध की यात्रा आरंभ करो। एक सूत्र है—मन को मन से समझाओ।

'गीता' में यही तथ्य श्रीकृष्ण ने उजागर किया है—

स निश्चयेन योक्तव्यो योगोऽनिर्विण्णचेतसा।

—6/23

योग को उकताए, ऊबे हुए या भार-स्वरूप लगनेवाले चित्त से नहीं, वरन् संकल्पित और हर्षित चित्त से करना चाहिए।

This becomes the firm resting place. when followed long, persistently with earnestness.

मूल सूक्त–

द्रष्टानुश्रविकविषयवितृष्णस्य वशीकार संज्ञा॥ 15॥

काव्यानुवाद–

देखें सुनें विषय बहु भाँती, तृष्णा चित्त न नेकु समाती।
वशीकरण की होय अवस्था, अपर विरागी चित्त व्यवस्था। 15।

भावार्थ–

वैराग्य के लक्षण—देखे और सुने हुए विषयों में तृष्णा-रहित चित्त की अवस्था वशीकार संज्ञा नामक वैराग्य है।

दृष्टि से दृश्यों का द्रष्टा होते हुए भी और श्रोत्र से सकल विषयों को सुनते हुए भी (विषय सुखद हों या दुःखद) निःस्पृह और असंपृक्त चित्तवृत्ति

में वशीकरण शक्ति अर्थात् भावों के संवेगों से पार जाने की क्षमता उत्पन्न हो जाती है। वही वशीकरण वैराग्य है, वही अपर वैराग्य है।

वशीकार संज्ञा—अर्थात् कामना-रहित चित्त जो किसी लोभ, आकर्षण, प्रलोभन, सुख आदि से न डोले। ऐसा वैराग्य जो पीछे मुड़कर न देखे।

दृश्य इस जग के, अदृश्य पारलौकिक जगत् के काल्पनिक सुखों की स्पृहा से सर्वथा असंग अवस्था में रह पाने की मन:स्थितिवाला साधक।

जिसकी मनोवृत्ति जगत् के प्रति ऐसी वीतरागी हो गई हो—

तीन लोक की संपदा और इंद्र लोक के भोग।
काग बीट सम गिनत हैं, वीतराग के लोग॥

Ceasing from self-indulgence is conscious mastery over the thirst for sensuous pleasure here or hereafter.

मूल मंत्र—

तत्परं पुरुषख्यातेर्गुणवैतृष्ण्यम्॥ 16॥

काव्यानुवाद—

आप्तकाम निष्काम अनूपा, तृष्णा रहित होइ सतरूपा।
योगारूढ़ परम वैरागी, नैकहुँ नाहिं होहिं अनुरागी। 16।

भावार्थ—

साधक को सत्त्व और पुरुष के भेद का ज्ञान होने के कारण सात्त्विक, राजसिक एवं तामसिक गुणों में तृष्णा का न होना 'वशीकार संज्ञा' नामक वैराग्य से उत्कृष्ट वैराग्य है, अत: उसे 'पर वैराग्य' कहते हैं। वैसे तो जब साधक को 'वशीकार संज्ञा' नामक वैराग्य होता है, तभी राजसी और तामसी गुणों में तृष्णा नहीं रहती है; किंतु 'पर वैराग्य' में तो सात्त्विक गुणों में भी तृष्णा नहीं रहती है।

भगवद्गीता का भी इस सूत्र का अनुमोदन—

प्रशान्तमनसं ह्येनं योगिनं सुखमुत्तमम्।
उपैति शान्तरजसं ब्रह्मभूतमकल्मषम्॥6/27

जिसका रजोगुण नष्ट हो गया है तथा मन पूर्णतः शांत व निष्पाप है, ऐसे सच्चिदानंद ब्रह्म से एकीभूत हुए योगी को परम आनंद की प्राप्ति होती है।

यथा हि नेन्द्रियार्थेषु न कर्मस्वनुषज्जते।
सर्वसंकल्पसंन्यासी योगारुस्तदोच्यते॥

जगत् से उपराम, त्रिगुणों से उपराम, सात्त्विक गुणों की इयत्ता से भी पार, सकल एषणाओं से पार ईहातीत क्षणों में रमण करती मनःस्थिति का साधक, ऐसी वैरागी मनोभूमि में ही अपवर्ग का बीजारोपण होता है। यह अपर वैराग्य की सर्वोच्च अवस्था है।

The consummation of this is freedom from thirst of any mode of psychical activity, through the establishment of the spiritual man.

मूल मंत्र–

वितर्कविचारानन्दास्मितानुगमात्सम्प्रज्ञातः॥ 17॥

काव्यानुवाद–

ब्रह्मानंद विचार अस्मिता, अरु वितर्क मन माँहिं ग्रहीता।
जब यहि चार समन्वित होई, तब संप्रज्ञात समाधी होई। 17।

भावार्थ–

वशीकार संज्ञा नामक वैराग्य के सिद्ध होने पर राजसिक और तामसिक वृत्तियों का निरोध हो जाने के कारण और केवल सात्त्विक वृत्तियों का प्रकाश होने के कारण स्थूल पदार्थ का अनुगम अर्थात् साक्षात्कार होने से वितर्कानुगत संप्रज्ञात समाधि, सूक्ष्म पदार्थ का साक्षात्कार होने से विचारानुगत संप्रज्ञात समाधि, आनंद का साक्षात्कार होने से आनंदानुगत संप्रज्ञात समाधि और 'मैं' पन का साक्षात्कार होने से अस्मितानुगत संप्रज्ञात समाधि होती है।

आनंद की उपलब्धि अंतःकरण की एकाग्रता और पवित्रता से होती है।

Meditation with an object follows these stages: first. exterior examination, then interior judicial action, then joy, then realisation of individual being.

मूल सूक्त–

विरामप्रत्ययाभ्यासपूर्वः संस्कारशेषोन्यः ॥ 18 ॥

काव्यानुवाद–

जब उपरति चित जग जिन होई, तब विराम प्रत्यय तिन होई।
संस्कार वृति होइ निःशेषा, अथ निर्बीज समाधि विशेषा। 18।

भावार्थ–

पर-वैराग्य के बिंदु तक आते-आते साधक स्वभाव से ही जगत् से उपराम और विषयों से उपरांत हो जाता है। चित्त में उठनेवाली तरंगें ही तो संसार हैं, जगत् से असंपृक्त होते ही चित्त प्रशांत महोदधि में रहने लगता है। इस उपरांत अवस्था का नाम ही यहाँ 'विराम प्रत्यय' है। इस अवस्था के उपरांत चित्त रह जाता है, जिसमें संस्कारों का प्रभाव है। निरोध संस्कारों के क्रम की समाप्ति होने पर चित्त अपने कारण में लीन हो जाता है। (योग-दर्शन, 4/32-34)

सभी वृत्तियों के अभाव के कारण पर-वैराग्य का अनवरत अभ्यास करने से जो संस्कार मात्र शेष रहता है, वह संप्रज्ञात से भिन्न 'असंप्रज्ञात समाधि' कहलाती है। प्रकृति के संयोग से परे, त्रिगुणात्मक प्रवृत्ति से परात्पर वृत्ति, जगत् से असंपृक्त, निःस्पृह, निरासक्त एवं असंग, शेष संस्कारों को दग्ध करने की प्रक्रिया में लीन समाधि ही निर्बीज समाधि है, कैवल्य है। यही योग-दर्शन का मूल कथ्य विषय और तथ्य विषय है।

यही 'कैवल्य' है, यही मोक्ष है, यही अपवर्ग है, यही निर्बीज समाधि है, यही असंप्रज्ञात योग है।

After the exercise of the will has stilled the psychic activities, meditation rests only on the fruit of former meditation.

मूल सूक्त–

भवप्रत्ययो विदेहप्रकृतिलयानाम् ॥ 19 ॥

काव्यानुवाद–

पूर्व जन्म में महत विदेही, पूर्व प्रकृति लय योगी वे ही।
ते निर्जीव समाधि समाई, भव प्रत्यय की गरिमा पाई। 19।

भावार्थ–

विदेह और प्रकृतिलय नामक योगियों को 'भव प्रत्यय' नामक असंप्रज्ञात समाधि होती है।

पूर्व जन्म में साधना करते-करते जो विदेह की अवस्था तक पहुँच गए, अर्थात् 'महाविदेह' की स्थिति को पार कर चुके। साधना करते-करते प्रकृतिलय की अवस्था प्राप्त कर चुके, अर्थात् पाँच भौतिक तत्त्वों और उनकी सूक्ष्म तन्मात्राओं को जो पार कर चुके या उनके प्रभाव से उपराम हो गए, ऐसी वैदेही शुद्धात्माओं का 'कैवल्य' से पूर्व ही यदि शरीर पूरा हो जाए तो उन दोनों प्रकार के योगियों का पुनर्जन्म होता है। वे योग-भ्रष्ट साधक पुनः योगी कुल में जन्म लेते हैं और पूर्व साधना के प्रभाव के कारण उसी स्तर से उनकी साधना प्रारंभ हो जाती है, जहाँ से पूर्व जन्म में छूटी थी। इसीलिए उसका नाम 'भव-प्रत्यय' है। उनकी यह निर्बीज समाधि उनकी पूर्व जन्म की साधना की सिद्धि का परिणाम है। 'गीता' में योग-भ्रष्ट योगियों के लिए श्री कृष्ण ने कहा है—

तत्र तं बुद्धिसंयोगं लभते पौर्वदेहिकम्।
यतते च ततो भूयः संसिद्धौ कुरुनन्दन॥

—गीता, 6/43

हे कुरुनंदन! विगत जन्म का योग-भ्रष्ट मनुष्य योगी कुल में जन्म पाकर विगत जन्म में ही किए गए योगाभ्यास के प्रभाव या संस्कारों के प्रभाव से 'समत्व बुद्धि योग' को पा लेता है तथा इस योग के प्रभाव से वह परमात्म-प्राप्ति के लिए पूर्वापेक्षा अधिक प्रयास करता है।

मूल सूक्त–

श्रद्धावीर्यस्मृतिसमाधिप्रज्ञापूर्वक इतरेषाम् ॥ 20॥

काव्यानुवाद–

साँची श्रद्धा वीर्य स्मृति, अरु समाधि प्रज्ञा की क्रम-गति।
है समाधि प्रज्ञा अस बुद्धि, अथ निर्बीज समाधि प्रबुद्धि।20।

भावार्थ–

विदेह और प्रकृतिलय नाम योगियों से भिन्न योगियों की असंप्रज्ञात समाधि श्रद्धा वीर्य स्मृति समाधि और प्रज्ञापूर्वक होती है।

श्रद्धा विषयक प्रसंग में आदि गुरु शंकराचार्य ने कहा है—

श्रद्धा जननीव योगिनं पति।

अर्थात् माता जैसे शिशु का पालन करती है, वैसे ही योगी का पालन उसकी श्रद्धा करती है।

कितना बड़ा तथ्य है कि योगी का पालन श्रद्धा करती है—श्रद्धा आत्मिक समर्पण है, विश्वास है। अगाध विश्वास होते ही शीघ्रता से परिणाम आने की संभावना प्रबल हो जाती है। केवल अपने विचारों को संयत करना एक तथ्य है; किंतु बिना श्रद्धा, विश्वासपूर्ण समर्पण और तीव्र लगाव के साधना हो ही नहीं सकती। श्रद्धा साधना का प्राण है। साधक के हृदय में एक ऐसी प्रबल अभीप्सा, श्रद्धा, विश्वास और समर्पण होना चाहिए, जो कितने भी व्युत्थान आने पर, विलंब होने पर, असफल होने पर भी दृढ़ और यथावत् बना रहे।

श्रद्धा के साथ साधक में वीर्य अर्थात् तन, मन और इंद्रियों की शक्ति भी अपरिहार्य है; क्योंकि स्वस्थ तन में स्वस्थ मन होता है, जिससे स्मरण-शक्ति भी तीव्र होती है। क्रमशः विकास पाकर समाधि अवस्था तक साधक की पहुँच हो जाती है और पवित्र अंतःकरण से बुद्धि अपनी सर्वोच्च स्थिति अर्थात् 'ऋतंभरा' तक पहुँच जाती है। इस बुद्धि का नाम ही 'समाधि प्रज्ञा' है।

श्रद्धापरक महत्ता पर श्रीकृष्ण कहते हैं—

श्रद्धावाँल्लभते ज्ञानं तत्परः संयतेन्द्रियः।
ज्ञानं लब्ध्वा परां शान्तिमचिरेणाधिगच्छति॥

—गीता, 4/39

जितेंद्रिय साधन-परायण और श्रद्धावान् मनुष्य ज्ञान को प्राप्त होकर वह बिना विलंब, तत्काल ही परम शांति को प्राप्त हो जाता है।

सत्त्वानुरूपा सर्वस्य श्रद्धा भवति भारत।

मनुष्य का जैसा अंत:करण होता है, वैसी ही उसकी श्रद्धा होती है।

मूल सूक्त–

तीव्रसंवेगानामासन्नः ॥ 21 ॥

काव्यानुवाद–

जेहि साधक अभ्यास घनेरो, करि वैराग्य विरत बहुतेरो।
योग सिद्ध तिनको अति वेगा, परम ब्रह्म नियरे संयोगा। 21।

भावार्थ–

जिन योगियों का समाधि प्राप्त करने का जितना अधिक संवेग होता है, जितना अधिक उत्साह होता है, वह उतना जल्दी समाधि और समाधि के फल को प्राप्त करता है। वस्तुतः यह योग उन्हीं साधकों के लिए है, जिनके हृदय में इसके लिए पुकार उठी है, अंतर्मन में तड़प है। एकनिष्ठ, सघन, सतत साधना के लिए सर्वांश सर्वज्ञ को समर्पित हो। जब तक तुम्हारा कोई भी अंश तुम्हारे पास है, ध्यान के समय वही अपने स्वरूप के साथ बार-बार उभरकर आता है। वही ध्यान का घनत्व कम करता है। जगत् से विरक्त, सर्वांश में आसक्त—बस, यही दो सूक्त है। ध्यान में प्रगाढ़ता के लिए और जिसका संवेग जितना प्रबल हो, उसकी साधना भी उतनी ही दृढ़ हो जाती है।

जगत् स्वप्नवत् और देह वस्त्रवत् का बोध जिस साधक को हो गया हो तो वैराग्य उसका स्वभाव बन जाता है। विरागी चित्त सहज ही प्रभु अनुरागी हो जाता है।

Spiritual Consciousness is nearest to those of keen, intense will.

मूल सूक्त–

मृदुमध्याधिमात्रत्वात् ततोऽपि विशेषः ॥ 22 ॥

काव्यानुवाद–

जिमि गति होइ साधना जैसी, तिमि तस सिद्ध समाधी तैसी।
उन्नत भाव बेगि प्रभुताई, मध्यम कछु पाछे रहि जाई। 22।

भावार्थ–

परंतु उन तीव्र संवेगवाले योगियों में भी मृदुमध्य और अधिमात्र के भेद के कारण उनमें भी उत्तरोत्तर विशेष अंतर प्रगति में होता है, क्योंकि साधना संवेगों के प्रवाह के अनुसार ही तीव्र या मध्यम होती है। अक्लांत अध्यवसाय, सच्ची आंतरिक पुकार, ध्यान का तीव्र संवेग, परब्रह्म के साथ ऐक्य की सुदृढ़ अभीप्सा और ईश्वर के साथ सतत आंतरिक संस्पर्श बनाए रखने की आध्यात्मिक क्षमता—इन सभी आध्यात्मिक गुणों के योग से साधक की साधना उन्नत होती है। ये सभी साधक के अंतर्मन के आंतरिक गुण हैं और ध्यान आंतरिक ऊर्जा का ही विषय है। इन भावों की शिथिलता से ध्यान मध्यम संवेग का होता है, अतः प्रगति भी तदनुसार ही होती है। अतः संवेगों की प्रबलता और शिथिलता के कारण ही साधना तीव्र या मध्यम होती है।

The will may be weak, or of middle strength, or intense.

मूल सूक्त–

ईश्वरप्रणिधानाद्वा ॥ 23 ॥

काव्यानुवाद–

शरणापन्न भक्त जब होई, तेहि पर अति प्रसन्न प्रभु होई।
ईश्वर सर्व समर्थ सरूपा, तब 'निर्बीज समाधि' अनूपा। 23।

भावार्थ–

ईश्वर-प्रणिधान, अर्थात् भक्ति विशेष से भी समाधि और समाधि के फल मोक्ष की प्राप्ति शीघ्र होती है। ईश्वर-प्रणिधान भक्ति की अंतर्मन की शुद्धतम अवस्था है और सत्य तो यह है कि उच्चतम अवस्था है। शरणागति अर्थात् पूर्ण समर्पण—और समर्पण कभी आधा-अधूरा नहीं होता।

समर्पण एक बार ही होता है और सर्वस्व होता है। समर्पण अनन्य होता है, दो बार नहीं होता।

तमेव शरणं गच्छ सर्वभावेन भारत।
तत्प्रसादात्परां शान्तिं स्थानं प्रात्स्यसि शाश्वतम्।

—गीता, 18/62

हे भारत! तू सब तरह से उस परमात्मा की शरण ग्रहण कर। परमात्मा की कृपा से ही तू असीम शांति व सनातन पद प्राप्त करेगा।

अतः 'तू मन्मना' भव।

—गीता, 18/65

मेरा हो जा।

मामेकं शरणं व्रज—मेरी शरण आ जा।

योगक्षेमं वहाम्हम्—तेरी कुशलता और रक्षा का संवहन मैं करूँगा। बस, तू मेरी शरण आ जा।

इतना प्रेम-पूरित आश्वासन स्वयं वासुदेव अपने भक्तों को देते हैं, जीव तब भी आश्वस्त नहीं होता।

माया की शरण में लिप्त जीव प्रभु शरण का आह्वान भी नहीं सुनता—मामेकं शरणं भी नहीं सुनता। बस, यूँ ही जन्म-जन्मांतर, काल-कालांतर और युग-युगांतर निकल गए। पुनरपि जन्मं, पुनरपि मरणं में चक्रायित जीव स्वयं को बार-बार फुँकवा रहा है।

योग-साधना का सार ही यह है कि सब प्रकार की आसक्तियों पर विजय पाकर एकमात्र परमेश्वर की ओर अभिमुख होकर श्रद्धा, शक्ति और सामर्थ्य का अंतस में सृजन कर लें। योग में प्रमुख यही तथ्य है कि जब तक

पूर्ण आत्मसमर्पण की आंतरिक दशा न आ जाए, तब तक स्वयं को अपने विचारों से, सतत ध्यान से उस परम सत्ता से जोड़े रहो। शरणागत होते ही दुराव, जुड़ाव और ठहराव में बदल आ जाता है। साधक का यही समर्पण 'निर्बीज समाधि' में रूपांतरित हो जाता है।

Our Spiritual consciousness may be gained by an ardent service of the Master.

मूल सूक्त–

क्लेशकर्मविपाकाशयैरपरामृष्टः पुरुषविशेष ईश्वरः ॥ 24 ॥

काव्यानुवाद–

करम कलेश विपाक वासना, चारों सों फिर कछुक आस ना।
'पुरुष' विशेष है ईश्वर महती, ताकी प्रभुता अणु-कण कहती। 24।

भावार्थ–

अविद्या, अस्मिता, राग, द्वेष और अभिनिवेश—इन पाँचों क्लेश, शुभ अशुभ कर्म, उन कर्मों के विपाक अर्थात् फल जन्म, आयु, भोग तथा आशय अर्थात् संस्कार से जो रहित पुरुष विशेष को ईश्वर कहते हैं।

The Master is the spiritual man, who is free from hindrances, bondage to works, and the fruition and seed of works.

मूल सूक्त–

तत्र निरतिशयं सर्वज्ञबीजम् ॥ 25 ॥

काव्यानुवाद–

आदि मूल कारण जग माहीं, तासों महत अन्य कोउ नाहीं।
परम ब्रह्म सर्वज्ञ सुजाना, बीज मूल कारण सब माना। 25।

भावार्थ–

उस ईश्वर में सर्वज्ञता का बीज भूत, भविष्यत् और वर्तमान का अतींद्रिय ज्ञान निरतिशय है—अर्थात् सबसे बढ़कर है। उसके ज्ञान से बढ़कर किसी का भी ज्ञान नहीं है, अर्थात् वह सर्वज्ञ है।

ऋषिवर ने सर्वज्ञ बीजं जैसा कहा, ठीक वही 'गीता' में श्रीकृष्ण ने कहा है—

बीजं मां सर्वभूतानां विद्धि पार्थ सनातनम्।

—गीता, 7–10

हे पार्थ! समस्त जीवों का सनातन बीज कारण भी मुझे ही जान।

अहंम कृत्स्नस्य जगतः प्रभवः प्रलयस्तथा।

—गीता, 10/6

इस जगत् का उत्पत्ति कर्ता व प्रलय हूँ, अर्थात् संसार का मूल हेतु या कारण मैं ही हूँ।

मत्तः परतरं नान्यतिकिंचिदस्ति धनंजय।

हे धनंजय! मेरे अतिरिक्त अन्य कुछ भी नहीं है।

—गीता, 7/7

परम ब्रह्म की सर्वज्ञता को व्यक्त कर पाने की सामर्थ्य शब्दों में नहीं। योग सिद्ध होने पर ब्रह्म केवल अनुभूति का विषय है। सकल सृष्टि के सकल तत्त्वों का बीज रूप और पराकाष्ठा का केंद्र एकमेव ब्रह्म ही है। परब्रह्म आद्यंतहीन, अचिंत्य, अखिलेश, अद्भुत आत्म-भू, सत्ता है। अणु-परमाणु से लेकर सकल ब्रह्मांड ब्रह्ममय ही है।

In the Master is the perfect seed of Omniscience.

मूल सूक्त–

पूर्वेषामपि गुरुः कालेनानवच्छेदात्॥ 26॥

काव्यानुवाद–

ब्रह्म त्रिकाला स्वयं अनंता, परे काल सों काल नियंता।
गुरु पुरातन का भी आदि, अजर आत्म-भू अगम, अनादि। 26।

काव्यानुवाद–

वह ईश्वर हमारे पूर्वजों का भी गुरु है; क्योंकि वह कालातीत है, समय की सीमाओं से परे है, काल का अधिष्ठाता है।

देवताओं, महर्षिगणों को भी मेरी उत्पत्ति का ज्ञान नहीं है; क्योंकि मैं उनका भी आदि कारण हूँ। मैं अजन्मा, अनादि और काल से परे हूँ। 'अहं कालोऽस्मि', मैं स्वयं ही समय हूँ, अतः मुझसे प्रथम कोई नहीं। —गीता

ईश्वर आद्यंतहीन, अनादि और आत्म-भू सत्ता है। इन अर्थों में वह गुरुओं का भी गुरु है, अर्थात् गुरुओं को भी ज्ञान देनेवाली सत्ता है। वह अनादि, पुरातन और सनातन सत्ता है। वह त्रिकालदर्शी महाकाल है। वह स्वयं ही काल है, इसीलिए ईश्वर का काल से अवच्छेद है।

He is the teacher of all who have gone before, since he is not limited by Time.

मूल सूक्त–

तस्य वाचकः प्रणवः ॥ 27 ॥

काव्यानुवाद–

ईश्वर प्रणव नाम ओंकारा, सकल जगत् को यहि आधारा।
'प्रणव' नाम ईश्वर का महती, प्रणव महिम महिमा श्रुति कहती। 27।

भावार्थ–

उस ईश्वर का वाचक शब्द प्रणव अर्थात् ओ३म् है, अर्थात् उसका अपना निज नाम ओ३म् है।

'ओ३म' शब्द नहीं, ध्वन्यात्मक स्वायत्त सत्ता का अधिष्ठाता है। यह

एकाकार, अविकार ब्रह्मांड की वह ध्वनि है, जो सृष्टि के उद्‌भव के क्षणों में ब्रह्मांड में गुंजित हुई। मांडूक्योपनिषद् में 'ओ३म' का पूरा दर्शन विस्तार से वर्णित है। 'कठोपनिषद्' में भी ओ३म का सूक्ष्म विवेचन और तात्त्विक विवेचन नचिकेता को आत्म-तत्त्व बताते हुए यमराज ने किया है। 'तस्य वाचकः प्रणवः—उसका नाम ओ३म है। ओ३म का उच्चारण और ओ३म ध्वनि जप, तप व साधना का आधार है। ओंकार का नाद देहतंत्र, मन, अंतर्मन और चेतना के सूक्ष्म तंतुओं को भी प्रभावित करता हुआ आध्यात्मिक चेतना तक जाकर साधना का भी आधार बनता है।

ओ३म व्याकरण से परे है, अतः इसके रूप नहीं होते।

ॐ! स्वयं में संपूर्ण है। पूर्णमदः पूर्णमिदं पूर्णात् पूर्णमुदच्यते।

तस्य वाचकः प्रणवः—योग, 1/27

तज्जपस्तत्दर्थभावनम्—योग, 1/28

ओमितर्यकाक्षरं ब्रह्म—गीता

ओमित्येतदक्षरमिदं सर्वम्—मांडूक्योपनिषद्—1

ॐ खं ब्रह्म—यजुर्वेद।

ओ३म-अ-उ-म—में जाग्रत् स्वप्न और सुषुप्ति का समावेश और सिद्ध योगियों के लिए इससे भी परे तुरीय अवस्था भी है, जो अति गूढ़ विषय है।

ॐ तत्, सत् आदि तीन तरह से सच्चिदानंद घन ब्रह्म का नाम कहा गया है। गीता, 17/23

HIS word is OM.

मूल सूक्त–

तज्जपस्तदर्थभावनम्॥ 28॥

काव्यानुवाद–

ओंकार जप जेहि आराधक, अर्थ स्वरूप जपहिं जेहि साधक।
जदपि ब्रह्म गुण विविध उपाया, पर जप ध्यान प्रमुख बतलाया। 28।

भावार्थ–

साधक को ओ३म्कार का जप, उसमें निहित भाव के अर्थ सहित चिंतन कर आत्मसात् करना चाहिए। ऋषिवर के तदर्थभावनं में जप की विधि को उजागर किया है, अर्थात् ओ३म्कार के अर्थ का भाव सहित चिंतन और जप साधक की साधना में साध्य को पाने का प्रबल साधन है।

मांडूक्योपनिषद् में ओ३म् के अकार, उकार और मकार में निहित दर्शन की वृहद् व्याख्या है।

यह ईश्वर के नाम 'जप और स्वरूप' चिंतन की सम्यक् विधि है। अतः उस ओंकार का जप और उसके अर्थ रूप परमेश्वर का चिंतन करना चाहिए।

Let there be soundless repetition of OM and meditation thereon.

मूल सूक्त–

ततः प्रत्यक्चेतनाधिगमोऽप्यन्तरायाभावश्च ॥ 29 ॥

काव्यानुवाद–

जप अरु ध्यान सों विघ्न निःशेषा, अथ जप ध्यान विशेष विशेषा।
अंतस ज्ञान उजागर होई, अस हरि भजन न समता कोई। 29।

भावार्थ–

परमेश्वर रूपी अर्थ का चिंतन करते हुए ओंकार का जप करने से जीवात्मा के स्वरूप का दर्शन और विघ्नों का अभाव होता है।

'भगवद्गीता' में श्रीकृष्ण ने कहा है–

ओमित्येकाक्षरं ब्रह्म व्याहरन्मामनुस्मरन्।
यः प्रयाति त्यजन्देहं स याति परमा गतिम्॥

—गीता, 8/13

जो मनुष्य प्रणवाक्षर रूपी ब्रह्म का उच्चारण कर उसके अर्थ रूप (सृष्टि के पूर्व और सृष्टि के बाद भी जो विद्यमान है, अस्तित्वान् है) मेरा चिंतन

करनेवाला साधक परम गति को प्राप्त करता है।

जप का मनोभाव से गहरा संबंध है। जप अर्थात् सतत नाम लेते रहना। यह वाचिक से प्रगाढ़ होकर उपांशु और फिर मानसिक हो जाता है। मानसिक जाप अंततः स्पंदन में समा जाता है। अब जप किया नहीं जाता, स्वयं होता है। यही सतत स्मरण में बदल जाता है। क्रमशः नाम से नामी का आंतरिक संबंध हो जाता है। गुणी के गुण गुणगान करने में स्वतः आते ही हैं। साधना का सारा सिद्धांत ही यह है कि चित्त और चेतना को चैतन्य से एकाकार कर दो। तब अंतर्मुखी प्रवृत्ति इतनी प्रबल हो जाती है कि बाहरी बंधन स्वतः ही क्षीण होने लगते हैं।

यह जप का परिणाम अथवा फल है।

Thence come the awakening of interior consciousness, and the removal of barriers.

मूल सूक्त–

व्याधिस्त्यानसंशयप्रमादालस्याविरतिभ्रान्तिदर्शनालब्धभूमिकत्वानवस्थि तत्वानि चित्तविक्षेपास्तेस्न्तरायाः ॥ 30 ॥

काव्यानुवाद–

संशय आलस वृत्ति प्रमादी, अस्थिर अनुपलब्ध चित आदी।
अवरति भ्रांति अकर्मठ व्याधि, ये नौ बाधक हेतु समाधि। 30।

भावार्थ–

व्याधि, अकर्मण्यता, संशय, प्रमाद, आलस्य, लोलुपता, मिथ्या ज्ञान, समाधियों की भूमियों की अप्राप्ति और समाधियों की भूमियों की प्राप्ति होने पर भी उसमें चित्त का स्थित न होना—ये नव चित्त के विक्षेप हैं, अर्थात् चित्त को विक्षिप्त करनेवाले हैं और ये विघ्न भी हैं।

मुनिवर के योग-दर्शन के दूसरे सूक्त पर ही यह संपूर्ण योग-दर्शन केंद्रित है और उसी 'योगश्चित्तवृत्तिनिरोधः' का सर्वांग और सर्वांश विस्तार ही

योग-दर्शन है। अतः योग-साधना में बाधक चित्तवृत्तियों के संदर्भ में योग-साधना में विक्षेप करनेवाली वृत्तियों के प्रकार यहाँ वर्णित किए हैं। साधक की चित्तभूमि में ये विकार सोए होते हैं, जो ध्यान के समय उद्दीप्त होकर, चित्त को तरंगित कर साधक के मन को उचाट करते हैं। अतः ये विघ्न हैं।

वास्तविकता तो यह है कि सभी मनुष्य इन्हीं विकारी मनोभावों के साथ जन्म-जन्मांतर साथ रहकर अशांत जीवन-यापन कर चले जाते हैं; किंतु जो योग-साधना का पथगामी है, उसे विक्षिप्त और विकारी चित्तवृत्ति से मुक्त होना होगा।

The barriers to interior consciousness, which drive the psychic nature this way and that, are these: Sickness, inertia, doubt, light mindedness, laziness, intemperance, false notion, inability to reach a stage of meditation, or to hold it when reached.

मूल सूक्त–

दुःखदौर्मनस्याङ्गमेजयत्वश्वासप्रश्वासा विक्षेप सहभुवः ॥ 31 ॥

काव्यानुवाद–

देह कंप श्वासा-प्रश्वासा, भई न पूरन जिनकी आसा।
दैविक दैहिक भौतिक तापा, ये सब योग विघ्न चित व्यापा। 31।

भावार्थ–

दुःख, दौर्मनस्य अर्थात् इच्छा के अपूर्ण होने से चित्त का चंचल होना, चित्त में क्षोभ होना, अंगों में कँपकँपी, तेजी से साँस का अंदर आना और तेजी से साँस का बाहर निकलना—ये विक्षेपों के साथ-साथ होनेवाले हैं, उनके साथी हैं।

विक्षेपसहभुवः—अर्थात् विक्षिप्त चित्त में ही इन विकारों का उपद्रव होता है। यह विकार ही स्वयं में लक्षण हैं कि चित्त में विक्षेप, विकार, तरंगें और आंतरिक उथल-पुथल हो रही है।

जब तक सारी आंतरिक सत्ता रूपांतरित नहीं होती, तब तक साधना के सामर्थ्य में उतार-चढ़ाव आने की आशंका सदा ही वर्तमान रहती है। उत्थान-पतन, चंचल-अचंचल मन, आरोहण-अवरोहण आदि ये साधना की दो गतियों के बीच स्वाभाविक रूप से आते हैं। ये आंतरिक संघर्ष के क्षण हैं, जो साधक के मार्ग में आते ही हैं। अपनी संपूर्ण चित्तवृत्ति का रूपांतरण कोई आसान काम नहीं। भौतिक अंगों से उद्दीप्त कोई भी जड़ता या मलिनता या मनोविकार की लहर साधक को बार-बार बहाकर ले जाती है, क्योंकि यह साधना का संधि-बिंदु है। यहाँ निम्न प्राण का कोई ऐसा भाव, जो रूपांतरित नहीं हुआ है, पुनः अपने पूर्व स्वभाव के कारण साधक को ऊर्ध्वतर होने से रोकता है। ऐसे आंतरिक संघर्ष के क्षण प्रत्येक साधक को झेलने होते हैं, किंतु सत्य समर्पण की शक्ति और दिव्य संभावनाओं का सत्य, इनके सहारे साधक इस 'अति मानस योग' में सफलता पा लेता है। अतः मुनिवर ने अग्रिम सूक्त में उपाय बताया है।

Grieving, despondency, bodily restlessness, the drawing in and standing forth of the life-breath also contribute to drive the psychic nature to and fro.

मूल सूक्त–

तत्प्रतिषेधार्थमेकतत्त्वाभ्यासः ॥ 32 ॥

काव्यानुवाद–

विघ्न विनाशक ब्रह्म प्रपन्ना, मन मुदिता और चित्त प्रसन्ना।
एक तत्त्व अभ्यास पुनीता, तासों अपि साधना सुभीता। 32।

भावार्थ–

उन विघ्नों को दूर करने के लिए एक तत्त्व का अभ्यास करना चाहिए।

एकतत्त्वाभ्यासः—से सूत्रकार का अभिप्राय कदाचित् ध्यान के अनेको प्रस्तावित या सुझाए हुए बिंदुओं में से एक है अथवा एकमात्र ईश्वर साधना

के प्रति है। उपर्युक्त दोनों प्रकार के विघ्न दूर करने के लिए किसी एक पर चित्त एकाग्र किए जाने के संकेत हैं; किंतु एक तत्त्व का अधिक स्पष्टीकरण नहीं हो पा रहा है। पिछले सूक्त में जप को विघ्न निराकरण का साधन बताया और वही जप जब साधक द्वारा प्रगाढ़ होता है तो अजपा जाप होता है, अर्थात् हर स्पंदन का स्वभाव ही ॐकार मय हो जाता है, जो ऊँची अवस्था है। जप से विघ्नों का नाश अवश्य होता है, किंतु दूसरा उपाय बताया कि चित्त को एकाग्र करने से भी दु:ख, दौर्मनस्य, विविध विक्षेपों से साधक मुक्त होता है।

एकाग्रता साधक को अद्‌भुत शक्ति प्रदान करने की क्षमता से युक्त आंतरिक ऊर्जा है, जो बाहर के विघ्नों को बाहर ही रोककर, साधक को भीतर से बाहर देखने की विरल क्षमता और आंतरिक बल प्रदान करता है। एकचित्त, एकनिष्ठ, एक लक्ष्य और एक साध्य—यही एकमेव एकाग्रता मूल सूक्त है, जो योगमार्ग में सीखना है। इस बिंदु पर दृढ़ होते ही विघ्न निर्मूल होते हैं और आगे का पथ सुगम हो जाता है। वैसे भी, अंदर से आई स्थिरता ही स्थायी होती है।

Steady application to a principle is the way to put a stop to these.

मूल सूक्त—

मैत्रीकरुणामुदितोपेक्षाणां सुखदुःखपुण्यापुण्यविषयाणां भावनातः चित्तप्रसादनम्॥ 33॥

काव्यानुवाद—

सुख-दु:ख पुण्य और बहु पापा, चित्त विकार बहुल विधि व्यापा।
मैत्री करुणानंद उपेक्षा, यही उपाय सत्य अन्वेक्षा।33।

भावार्थ—

सुख के प्रति मित्रता, दु:ख के प्रति करुणा, पुण्य के प्रति प्रसन्नता और अपुण्य अर्थात् पाप के प्रति उपेक्षा की भावना से चित्त की निर्मलता होती है

और सद्भावों से चित्त सदा प्रसन्न रहता है।

मूलतः सब ही मनुष्य अपूर्ण हैं। पूर्णता की तड़प ही तो योगमार्ग पर लाती है। हमें पूर्ण होना है तो जड़ से सुधार लाना होगा। हमें पूर्ण होना है तो विक्षेपों को शिथिल करना होगा। संकीर्ण मनःस्थिति को रूपांतरित कर विस्तीर्ण करना होगा। सबसे अधिक मनुष्य को उसके संकीर्ण, राग-द्वेषमय विचार और भाव ही सर्वाधिक सुख या दुःख देते है। जहाँ से भी सुख के संकेत मिलते हैं, हम वहीं ठहर जाते हैं और सुख के लिए सद्भाव या दुर्भाव करने में भी संकोच नहीं करते। अतः भाव को भाव से और विचार को विचार से ही साधना होगा; सकारात्मक भाव, सद्भावना, मित्रता, दया और करुणा का विस्तार करना होगा। सबसे विशाल प्रेम होता है और विस्तृत प्रेम विराट् का स्वरूप होता है, जो चित्त को शुद्ध व पवित्र करता है। पवित्रता की मनोभूमि में ही ईश्वरीय चेतना का बीज अंकुरित होता है।

विस्तृत प्रेम से ही प्राणों का मूल्य बढ़ता है। तुम जितना अधिक प्रेम कर सकते हो, उतना ही तुम्हारी चेतना का विकास और विस्तार होता है। मित्रता, दया और करुणा का विस्तृत और शुद्धतम रूप ही ईश्वर है। वह प्रेम-स्वरूप ही हैं। प्रेम चित्त को शांत और शुद्ध करता और प्रशांत चित्त में एकाग्रचित्त होना बहुत सरल है।

By sympathy with the happy, compassion for the sorrowful, delight in the holy, disregard of the unholy, the psychic nature moves to gracious peace.

मूल सूक्त–

प्रच्छर्दनविधारणाभ्यां वा प्राणस्य॥ 34॥

काव्यानुवाद–

पुनि-पुनि प्राण वायु निःश्वासा, रेचक दीर्घ करहिं अभ्यासा।
तासों अपि मन माँहिं विमलता, चित्त शुद्धि आवहिं निर्मलता। 34।

भावार्थ–

प्राणवायु को बाहर निकालने और रोकने से भी चित्त निर्मल व प्रसन्न होता है।

अतीत की स्मृति, वर्तमान की उत्तेजना और भविष्य की अनिश्चितता, बस—इसी दुष्चक्र में फँसा जीव कब आया और कब जगत् से चला गया, जीवन चुक गया, न भोग, न इच्छाएँ, चिंता तो नहीं चुकी, किंतु संस्कार के रूप में चिंताएँ साथ ले गया पुनः जनमने और भोगने के लिए। इसी संतप्त मानवता के लिए (जबकि उस युग में इतने अवसाद और कुंठाएँ नहीं थीं) तन, मन और आध्यात्मिक उद्धार के लिए जो ज्ञान दिया, पूरी मानवता आज उनकी ऋणी है।

ऋषिवर पतञ्जलि तन और मन दोनों के चिकित्सक हैं। योग-दर्शन में पूरी मानवता के कल्याण के लिए स्वस्थ तन, मन और आत्मिक प्रगति के विलक्षण सूक्त दिए। देह को स्वस्थ, चित्त को निर्मल और प्रसन्न रखने के लिए देह तंत्र और अंतर्मन के सूक्ष्म-से-सूक्ष्म रहस्यों को उजागर किया। प्राण वायु के रेचक, पूरक और कुंभक की प्रक्रिया से तन की सभी शिथिल पड़ी नाड़ियों में शुद्ध वायु का संचार होता है; रुधिर का प्रवाह तेज होकर हृदय को स्वस्थ करता है। प्राणायाम से सभी सूक्ष्म-से-सूक्ष्म नाड़ियों का शोधन होता है। तन स्वस्थ, मन प्रसन्न, चित्त अविकारी होकर आध्यात्मिक प्रगति के योग्य हो जाता है। क्रमशः ध्यान की गहराइयों में प्रवेश कर 'प्रति प्रसव' तक जाने का ज्ञान ऋषि पतञ्जलि ने दिया। सकल मानवता उनकी ऋणी है।

Or peace may be reached by the even sending forth and control of the life-breath.

मूल सूक्त–

विषयवती वा प्रवृत्तिरुत्पन्ना मनसः स्थितिनिबन्धिनी ॥ 35 ॥

काव्यानुवाद–

साधक करत-करत अभ्यासा, दिव्य विषय को पाय प्रकासा।
दिव्य प्रकृति अंतस जिन साईं, तिनहिं चित्त स्थिरता पाई। 35।

भावार्थ–

शब्द, स्पर्श, रूप, रस और गंध विषयों का साक्षात्कार करनेवाली उत्पन्न वृत्तियाँ भी मन की एकाग्रता और प्रसन्नता में कारण हैं।

पाँच भौतिक तत्त्वों की पाँच सूक्ष्म तन्मात्राएँ हैं—रूप, रस, गंध, स्पर्श और ध्वनि। पाँच ज्ञानेंद्रियों, पाँच कर्मेंद्रियों और एक मन के सहयोग से मनुष्य इन पाँचों रसों का चिंतन और आस्वादन करता है। यहाँ ऋषिवर ने सर्वाधिक सरल व सरस चित्त शुद्धि और निर्मलता का उपाय बताया कि इंद्रियों को उससे संबंधित विषय देकर संतुष्ट करो, अर्थात् मन को मन से ही समझाओ। कह सकते हैं कि एक मनोवैज्ञानिक की तरह मुनिवर साधना का आयोजन कर रहे हैं, जिसमें शमन या दमन नहीं, मन के सहयोग की मनोवैज्ञानिक प्रक्रिया से चित्त को प्रसन्न, निर्मल और एकाग्र करते हैं।

साधना में निष्णात या सिद्ध होने से पूर्व तक कोई-न-कोई इंद्रिय का विषय मनुष्य को आंतरिक सुख, शांति और प्रसन्नता देता ही है। बस उसी विषय को केंद्र बनाकर चित्त साधने का मनोवैज्ञानिक उपाय है; जैसे—किसी को ध्वनि प्रिय है तो झरने की कल-कल में चित्त को एकाग्र कर प्रशांत और निर्मल मन की अनुभूति से प्रसन्नता पा सकते हैं। इसी तथ्य की पुष्टि 'योग-दर्शन' के सूक्त 3/36 में है।

Faithful, persistent application to any object, if completely attained, will blind the mind to steadiness.

मूल सूक्त–

विशोका वा ज्योतिष्मती ॥ 36 ॥

काव्यानुवाद–

साधक करत-करत मन एका, अनुभव करहिं प्रकाश विशोका।
नित अभ्यास करत जिन कोई, ज्योतिष्मती प्रवृति तिन होई। 36।

भावार्थ–

बुद्धि और अस्मिता अर्थात् 'मैं' पना का साक्षात्कार करानेवाली उत्पन्न, शोक-रहित और प्रकाशमयी वृत्तियाँ भी मन को स्थिर और प्रसन्न करने में कारण हैं।

मन को स्थिर करने के अनेको उपायों के संदर्भ में विशोका वा ज्योतिष्मती—को भी एकाग्र और प्रशांत मन का साधन माना है। अभ्यास के अनंतर यदि साधक को शोक-रहित ज्योतिर्मयी शक्ति का आभास हो जाए और उसे समग्र शक्ति से साध लिया जाए तो भी मन स्थिर, अचंचल और शांत होता है। शांति के रूप में, ज्योति के रूप में या आनंद के रूप में जब तक चेतना चैतन्य से जुड़ नहीं जाती, आत्मोद्घाटन हो नहीं जाता, तब तक समग्र आंतरिक शक्ति, श्रद्धा, विश्वास और दृढ़ता से साधक को प्रयासरत रहना ही है। विशुद्ध भक्ति और लक्ष्य पाने की तड़प पथ की दुविधाओं को देखती भी नहीं।

As also will a joyful, radiant spirit.

मूल सूक्त—

वीतरागविषयं वा चित्तम्॥ 37॥

काव्यानुवाद–

जेहि के राग-द्वेष सब शेषा, अस विरक्त जन परम विशेषा।
ताको विरत भाव मन जोई, तासेहुँ मन चित स्थिर होई। 37।

भावार्थ–

राग व द्वेष से रहित पुरुष को विषय बनानेवाला चित्त भी स्थिर हो जाता है।

साधक स्वयं राग-द्वेष विहित हो तो यह तो सर्वश्रेष्ठ ही है; किंतु किसी वीतरागी की प्रेरणा भी प्रेरित होने का सबल कारण है। प्रेरणा के केंद्र सबल, वीतरागी और सिद्ध योगी ही होने चाहिए, क्योंकि जाने-अनजाने गुणी के गुण ही साधक में प्रविष्ट होंगे। अब साधक सत्य, सामर्थ्य और आध्यात्मिक ऊर्जा के लिए उस वीतरागी की ओर तद्भव होने को उन्मुख है। इस स्तर पर साधक और उस वीतरागी के मध्य एक आंतरिक संबंध स्थापित हो जाता है, एक भावनात्मक सेतु बन जाता है, जो साधक में विचार संप्रेषित कर तद्रूप बनता है। ऋषिवर ने मनचित्त को स्थिर और निर्मल करने का यह पथ भी प्रशस्त किया है।

Or the purging of self-indulgence from the psychic nature.

मूल सूक्त–

स्वप्ननिद्राज्ञानालम्बनं वा॥ 38॥

काव्यानुवाद–

निद्रा और स्वप्न की माहीं, यदि काहू में ज्ञान समाहीं।
ज्ञानहुँ अस अवलंब उपाई, तासेहुँ चित स्थिरता पाई। 38।

भावार्थ–

स्वप्न और निद्रा के ज्ञान का सहारा लेनेवाला चित्त भी स्थिति पद को प्राप्त करता है।

स्वप्न का विज्ञान बहुत गहरा, गूढ़ और गंभीर है। स्वप्न में केवल देह नहीं होती; किंतु आभास, वृत्तियों के अनुसार सुख-दुःख का अनुभव होता है, वरना कौन कहता कि आज नींद अच्छी थी, स्वप्न सुखद या दुःखद था। इन आभासों का दर्शन बहुत गहरा है। इन्हीं आभासों में साधक की चित्तवृत्ति के अनुसार कभी-कभी ईश्वरीय कृपा की अलौकिक अनुभूतियाँ भी होती हैं। उन्हीं आभासों को आत्मसात् करते हुए, पुनः-पुनः स्मरण करते हुए, उस अनुभूति से बार-बार रोमांचित होते हुए चिर नवीन बनाए रखने से भी

चित्त की स्थिति दृढ़ होती है। साधना और ध्यान के अनंतर भी दिव्य वसुधारा अंतस में प्रवाहित होती है। अद्‌भुत आनंद के अतिरेक से आँखें भी मुँदती हैं; किंतु जगत् के संपर्क में आते ही वे धूमिल होने लगती हैं। अत: यदि निद्रा में स्वप्न के अनंतर कोई अलौकिक आभास, स्फुरणा या चेतना जाग्रत् होती है तो उस अवस्था को बनाए रखने का प्रयास करना चाहिए।

आध्यात्मिक जगत् में कितने ही ऐसे उदाहरण हैं, जिनका परा जगत् के इंद्रियों से परे अलौकिक अनुभव हैं। ईश्वर ने अपनी कृपा का अनुग्रह किया है; किंतु जिसका विशुद्ध चित्त है, वे ही इस कृपा के पात्र हुए हैं। इसे आध्यात्मिक जगत् में 'प्राणाहुति' कहा गया है।

'कादंबरी' ग्रंथ की रचना स्वप्न में ही की गई थी।

Or a pondering on the perceptions gained in dreams and dreamless sleep.

मूल सूक्त–

यथाभिमतध्यानाद्वा॥ 39॥

काव्यानुवाद–

मत अभिमत कोउ हृदय प्रकासा, तेहि के प्रति यदि दृढ़ विश्वासा।
अस प्रतीति अपि सहज उपाई, तासेहुँ चित स्थिरता पाई।39।

भावार्थ–

जो इष्ट है, वही अभीष्ट है और जो अभीष्ट है, वही इष्ट है—अर्थात् जहाँ साधक की निष्ठा, श्रद्धा, विश्वास दृढ़ता से स्थित है, वहाँ अचंचल मन से ध्यान करने से चित्त स्थिर होता है।

इस सूक्त में विशेष शब्द 'अभिमत' है, अर्थात् योग-साधना में वही विधि साधक को करनी चाहिए, जो ग्रंथों और सिद्ध योगियों से सिद्ध हो। देह में अगणित ऊर्जा-बिंदु हैं, जिनका सम्यक् ज्ञान केवल सिद्ध योगियों को ही होता है। अत: योग के लिए विशेष रूप से कहा जाता है कि सिद्ध योगी

से ही इसे अति विनम्र और समर्पित भाव से सीखना चाहिए। यदि आरंभ समुचित होता है तो आगे की यात्रा सुगम हो जाती है।

उपर्युक्त साधनों में से रुचि के अनुसार किसी भी साधन में ध्यान करने से मन स्थिर हो जाता है, किंतु सभी साधनों का आधार, प्राण या मूल तत्त्व एक ही है। लक्ष्य के लिए उठी हृदय की आंतरिक पुकार, लक्ष्य पाने की तड़प, आतुर और प्रतीक्षित मन, अचंचल चित्त, दृढ़ वैराग्य, अविचलित श्रद्धा, अडिग विश्वास, पूर्ण समर्पण, केंद्रीय संकल्प, प्रशांत चित्त और एकमेव परब्रह्म से एकाकार अर्थात् आत्मभाव से ब्रह्मभाव तक जाने की 'अभीप्सा'।

ये साधक योगी की विशेष आंतरिक विशेषताएँ और आंतरिक चारित्रिक गुण हैं।

Or meditative brooding on what is dearest to the heart.

मूल सूक्त–

परमाणुपरममहत्त्वान्तोऽस्य वशीकारः ॥ 40 ॥

काव्यानुवाद–

अणु-अणियाम महत-महियामा, संभव वशीकरण बहुयामा।
धरैं चित्त पर पूरन प्रभुता, अस पावै साधक संप्रभुता। 40।

भावार्थ–

चित्त की एकाग्रता का सामर्थ्य परम अणु से लेकर परम महत्त्व तक होता है। अर्थात् अभ्यास करते-करते जब साधक का चित्त भलीभाँति स्थिति की योग्यता प्राप्त कर लेता है, उस समय साधक अपने चित्त को सूक्ष्म-से-सूक्ष्म पदार्थों से लेकर बड़े-से-बड़े महान् पदार्थ तक चाहे जहाँ, चाहे जब तत्काल स्थित कर लेता है।

इस बिंदु तक साधक का चित्त इतना सामर्थ्यवान् हो जाता है कि सूक्ष्म-से-सूक्ष्म और महत-से-महत किसी भी तत्त्व में प्रवेश कर सकता है, अर्थात् यथार्थ या पदार्थ दोनों ही अणु-परमाणु का ज्ञान पा सकता है। यदि पदार्थ में

चित्त को लगाता है तो नए आविष्कार कर सकता है; जैसा वैदिक ऋषियों ने किया। वेद इनके साक्ष्य हैं। यदि यथार्थ में साधक चित्त को लगाता है तो अध्यात्म की परतें, अलौकिक ज्ञान, दिव्य अनुभूतियों को स्वयं में उतारकर स्वयं में अपवर्ग की पात्रता ला सकता है।

श्रीकृष्ण ने 'गीता' में कहा है—

यथा दीपो निवातस्थो नेङ्गते सोपमा स्मृता।
योगिनो यतचित्तस्य युञ्जतो योगमात्मनः ॥6/19

वायु-रहित स्थान में जिस प्रकार दीपक की लौ स्थिर हो जाती है, उसी प्रकार परमात्मा के ध्यान में लगे योगी के चित्त की होती है।

Thus, he masters all, from the atom to the infinite.

प्रसंग—पिछले सूक्तों में मन-चित्त की स्थिरता एवं एकाग्रता की विधि और प्रकार के सूक्त ऋषिवर ने साधक को बताए। विविध उपायों से जब साधक का चित्त विकार-रहित और पवित्र हो जाता है तो समाधि की पात्रता और क्षमता को पाकर की गई समाधि से किस प्रकार संप्रज्ञात, निर्बीज समाधि सिद्ध होती है, इनका विस्तृत वर्णन का विषय अगले सूक्त हैं।

मूल सूक्त—

क्षीणवृत्तेरभिजातस्येव मणेर्ग्रहीतृग्रहणग्राह्येषु
तत्स्थतदञ्जनता समापत्तिः ॥ 41 ॥

काव्यानुवाद—

क्षीण सकल वृतियाँ हुइ जाईं, पावक जिमि स्फटिक समाई।
ग्राह्य ग्रहीता ग्रहण समाना, संप्रज्ञात समाधि बखाना। 41।

भावार्थ—

साधना का पथ आत्म-तत्त्व से ब्रह्म-तत्त्व तक जाने का है। अतः जब योग-साधना के पूर्वोक्त अभ्यास से साधक अपनी साधना से समस्त आसक्तियों पर विजय पाता हुआ 'क्षीणवृत्तेः'—अपनी सकल वृत्तियों को

क्षीण कर लेता है तो उसका चित्त, स्फटिक मणि की तरह स्वच्छ और निर्मल हो जाता है। वह शांत वृत्ति से केवल दिव्य संभावनाओं की ओर ही लक्षित चित्त से प्रयासरत होता है। ग्राह्य (इंद्रियों के सूक्ष्म और स्थूल विषय), ग्रहण (इंद्रियाँ और अंतःकरण), ग्रहीता (बुद्धि के साथ एक रूप हुआ पुरुष)—इनमें से जिसको भी ध्येय बनाकर ध्याता है और समग्र रूप से चित्त को लगाता है तो वह चित्त उस ध्येय वस्तु में स्थित होकर तदाकार हो जाता है। यही 'समापत्तिः' होना है। यही संप्रज्ञात समाधि है।

When the perturbation of the psychic nature have all been stilled, then the consciousness, like a pure crystal, takes the colour of what it rests on, whether that be the perceiving, or the thing perceived.

मूल सूक्त–

तत्र शब्दार्थज्ञानविकल्पैः सङ्कीर्णा सवितर्का समापत्तिः ॥ 42 ॥

काव्यानुवाद–

शब्द अर्थ अरु ज्ञान विकल्पा, ये समाधि साधन संकल्पा।
शब्द प्रतीति यदि चित लाई, तब सवितर्क समाधि कहाई। 42।

भावार्थ–

समाधि के अनंतर ध्येय के स्वरूप को सम्यक् रूप से जान पाना ही संप्रज्ञात या समापत्तिः समाधि है।

साधक का लक्षित साध्य से एकाकार होना ही संप्रज्ञात समाधि है—पूर्व सूत्र में यह बताया है। किंतु इसके भी अनेको भेद और प्रकार हैं, जो आगे वर्णित हैं। वस्तुतः ये समाधि की अवस्थाओं का क्रमिक विकास या समाधि की प्रगति अथवा उपलब्धि का ज्ञान है—जो स्थूल पदार्थों से सूक्ष्मता की ओर है। यद्यपि यह भी स्वयं में अति उच्च और दुरूह अवस्था है, किंतु अभी साधक को सर्वोच्च सिद्धि के लिए जो सोपान शेष हैं, उनका ही क्रमिक परिचय इन सूक्तों में है।

यह तथ्य है कि इंद्रियों और मन के सहारे ही स्थूल और सूक्ष्म—इन दो प्रकार के विषयों का ज्ञान होता है।

शब्दार्थज्ञानविकल्पैः—शब्द, अर्थ, ज्ञान इन तीनों के विकल्पों से होनेवाली समाधि 'सवितर्क समापत्तिः' है। शब्द, अर्थ, ज्ञान के आधार पर नाम, रूप और गुण उजागर होते हैं। किसी स्थूल पदार्थ के स्वरूप को ठीक से जान पाने के ध्येय से जब साधक अपने चित्त को किसी पदार्थ में लगाता है तो पदार्थ के स्वरूप के साथ पदार्थ के नाम, रूप और गुण का भी ज्ञान होता है। इसे 'सवितर्क समाधि' कहते हैं। इसे 'सविकल्प योग' भी कहते हैं।

When the consciousness, poised in perceiving blends together the name, the object dwelt on and the idea, this is perception with exterior consideration.

मूल सूक्त–

स्मृतिपरिशुद्धौ स्वरूपशून्येवार्थमात्रनिर्भासा निर्वितर्का॥ 43॥

काव्यानुवाद–

स्मृति सर्व शुद्ध जब होई, निज स्वरूप शून्या चित सोई।
ध्येय मात्र बस रहत दिखाई, यह निवितर्क समाधि कहाई। 43।

भावार्थ–

पूर्व में जिस ध्येय पदार्थ पर साधक ने स्वरूप के ज्ञान के लिए चित्त को लगाया, अब वह स्थूल से सूक्ष्म की ओर विस्तार पा रहा है। फलतः शब्द और प्रतीति का लोप हो गया और लक्षित पदार्थ स्वरूप शून्य हो गया, अर्थात् सूक्ष्म हो गया। अब केवल ध्येय के पदार्थ से तदाकार हुआ चित्त केवल ध्येय को उद्भासित करता है। साधक की इस अवस्था का नाम 'निर्वितर्क समाधि' है। यहाँ पर शब्द और प्रतीति अर्थहीन हो जाते हैं, अतः इसे 'निर्विकल्प समाधि' भी कहते हैं।

शब्द, प्रतीति और ध्येय वस्तु की स्मृति भी इस बिंदु पर विलय हो जाते

हैं। केवल ध्येय पदार्थ पर तदाकार हुआ चित्त रह जाता है। यह 'निर्विकल्प समाधि' है।

When the object dwells in the mind clear, of memory-pictures, uncoloured by the mind, as a pure luminous idea, this is perception without exterior or consideration.

मूल सूक्त—

एतयैव सविचारा निर्विचारा च सूक्ष्मविषया व्याख्याता॥ 44॥

काव्यानुवाद—

जिमि निर्वितर्क वितर्क विचारा, जो इन जानहिं परम पसारा।
सूक्ष्म विषय अपि नियम निरूपन, सम ही रहें कथित जस वर्णन। 44।

भावार्थ—

अब सूक्ष्म ध्येय में घटित होनेवाली संप्रज्ञात समाधि के भेद ऋषिवर ने बताए हैं।

ध्यानयोग प्रकृति में चल रहे कार्य-कारण के पार का आनंद-लोक हैं। नाम, रूप, गुण जो दृश्यमान है, यह प्रकृति की संपूर्णता का ही व्यक्त भाग है। व्यक्त भाग ही इंद्रियों की पकड़ में आता है; किंतु अव्यक्त गहरी, अकथ और अथक अनुभूति तथा चिंतन का विषय है। पाँच भूत प्रत्यक्ष हैं; किंतु मन, बुद्धि और अहंकार प्रकृति के सभी रूपों से संबंधित हैं।

श्रीकृष्ण अपनी प्रकृति को उजागर करते हैं। कृष्ण योगेश्वर हैं, परम सत्ता के प्रवक्ता हैं—

भूमिरापोऽनलो वायुः खं मनो बुद्धिरेव च।
अहंकार इतीयं मे भिन्नाप्रकृतिरष्टधा॥

—गीता, 7/4

मेरी प्रकृति आठ भागों में अर्थात् पृथ्वी, अग्नि, जल, वायु, आकाश, मन, बुद्धि व अहंकार में विभक्त है।

यह मेरी जड़ प्रकृति है। इससे अन्य चेतन प्रकृति है, जिसे 'परा प्रकृति' कहते हैं और परा प्रकृति द्वारा ही यह संसार धारण किया जाता है।

ऋषि पतञ्जलि द्वारा ध्यानयोग से उसी परा प्रकृति की परिधि में स्थूल से सूक्ष्म में यात्रा का आयोजन साधकों के लिए 'निर्विचार' समाधि में है।

सूक्ष्म ध्येय पदार्थों से संबंधित समाधि के भी दो भेद हैं—सूक्ष्म ध्येय पदार्थ के स्वरूप जान पाने के आशय से उसमें जब चित्त को स्थिर किया जाता है तो पहले उसके नाम, रूप और ज्ञान का अनुभव होता है। उस अवस्था को 'सविचार समाधि' की संज्ञा प्रदान की गई। इस स्थिति के उपरांत जब नाम और ज्ञान का, चित्त का निज स्वरूप भी विस्मृत हो जाता है और मात्र ध्येय पदार्थ ही अनुभव हो, वह अवस्था 'निर्विचार समाधि' अवस्था है।

The same two steps, when referring to things of finer substance are said to be with, or without, judicial action of the mind.

मूल सूक्त–

सूक्ष्मविषयत्वं चालिङ्गपर्यवसानम् ॥ 45 ॥

काव्यानुवाद–

गूढ़ विषय अति सूक्ष्म विषमता, बृहत् प्रसार प्रकृति पर्यंता।
कारण प्रकृति अणु अणियामा, प्रगट समाधि बुद्धि बहुयामा। 45।

भावार्थ–

पाँच भौतिक तत्त्वों की पाँच सूक्ष्म तन्मात्राएँ, जैसे—पृथ्वी की गंध, जल का रस, वायु का स्पर्श, अग्नि का रूप और आकाश का शब्द सूक्ष्म तन्मात्राएँ हैं और मन सहित इंद्रियों का सूक्ष्म विषय अहंकार, अहंकार का महत्त्व और महत्त्व का सूक्ष्म विषय प्रकृति है। यह सूक्ष्मता की अंतिम परात्पर सीमा है। प्रकृति के परे तो परमेश्वर है। अतः प्रकृति की परिधि की सीमा में किसी भी सूक्ष्म पदार्थ को लक्ष्य बनाकर उसमें की हुई समाधि ही 'सविचार' और

'निर्विचार' समाधि के नाम से जानी जाती है।

Subtle substance rises in ascending degrees, to that pure nature which has no distinguished mark.

मूल सूक्त–

ता एव सबीजः समाधिः ॥ 46 ॥

काव्यानुवाद–

निर्विचार निर्वितर्क समाधि, निर्विकल्प यद्यपि कुछ व्याधि।
प्रगट रूप भासति निर्बीजा, जदपि मूल में मूल सबीजा। 46।

भावार्थ–

पूर्व सूक्तों में जितनी भी समाधि के प्रकार, स्वरूप या उपाय वर्णित किए, उन सब में ध्येय विषयक पदार्थों को (स्थूल व सूक्ष्म दोनों में) लक्ष्य बनाकर उसके स्वरूप में चित्त को लगाने की यौगिक प्रक्रिया है। यही पदार्थों के प्रति ध्येय विषय होने से चित्त से वृत्ति की निवृत्ति नहीं होने देता। अतः चित्तवृत्ति का अस्तित्व बना रहने के कारण ये समाधियाँ निर्विकल्प, निर्विचार और निर्वितर्क होने पर भी निर्बीज नहीं हो पाती हैं। अतः ता एव सबीजः समाधिः।

अतः वृत्तियों का अस्तित्व बना रहने के कारण यह सबीज समाधि है, जो अपवर्ग नहीं प्रदान कर सकती।

The above are the degrees of limited and conditioned spiritual consciousness, still containing the seed of separateness.

मूल सूक्त–

निर्विचारवैशारद्येऽध्यात्मप्रसादः ॥ 47 ॥

काव्यानुवाद–

निर्विचार जेहि सधे समाधि, निर्मल करत करत बिनु व्याधि।
वे अध्यात्म प्रसादा पइहैं, साधक बिनु संशय तरि जइहैं। 47।

भावार्थ–

निर्विचार समाधि योग-साधना की यात्रा की सर्वोच्च स्थिति है। इस बिंदु पर आकर योगी की मनःस्थिति, चित्त स्थिति और मनोवृत्ति सर्वथा शांत निर्विकल्प और निर्वितर्क को पार कर निर्विचार समाधि का अध्यात्म प्रसाद पाने में समर्थ हो जाती है। प्रशांत चित्त, निर्मल व शुद्ध हृदय, विशुद्ध चित्तवृत्ति, अनंत की ओर एकाग्र और दिव्य संचेतना में निमग्न चित्त, दिव्य संभावनाओं के उजागर सत्य में आनंदित अपनी केंद्रीय सत्ता की ओर गतिमान योगी-साधक—यही तो अध्यात्म प्रसाद है।

When pure perception without judicial action of the mind is reached, there follows the gracious peace of the inner self.

मूल सूक्त–

ऋतंभरा तत्र प्रज्ञा ॥ 48 ॥

काव्यानुवाद–

ताहि काल योगी की प्रज्ञा, ऋतंभरा भई क्लेश न अज्ञा।
सत्य सरूप ग्रहण की क्षमता, संशय भ्रम नहिं क्लेश विषमता।48।

भावार्थ—सामान्यतः बुद्धि, ज्ञान, विवेक आदि शब्दों को एक ही अर्थ के प्रवाह में प्रयुक्त किया जाता है; किंतु वस्तुतः इनकी अर्थ-गर्भिता और गूढ-गर्भिता में निहित भावों में अंतर है। बुद्धि के पाँच स्तर हैं—बुद्धि, सामान्य खाना, पीना, जीना, चले जाना आदि। जब बुद्धि थोड़ा किसी कारणवश थोड़ा सजग होती है तो 'विवेक' जागता है, उस समय चित्त प्रश्नायित होता है—

किम कारणं ब्रह्म कुतः स्म जातः।

हम सब किससे उत्पन्न हैं ? किस कारण से जी रहे हैं ?

कवच सम्प्रतिष्ठाः ?

किसमे स्थित हैं, किसके अधीन सुख-दुःख के भागी हो रहे हैं आदि ?

ये विवेक के प्रश्न हैं। जब विवेक परिपक्व होता है तो ज्ञान का उदय होता है। ज्ञान के परिपक्व होने पर 'प्रज्ञा' अर्थात् प्रखर शुद्ध ज्ञान का उदय होता है और जब प्रज्ञा परिपक्व होती है, तब अंत में 'ऋतंभरा' का उदय होता है, जो ज्ञान की सर्वोपरि, सर्वोच्च और शुद्धतम अवस्था है। ऋषि पतञ्जलि ने वही सत्य इस सूक्त में उजागर किया है—

'ऋतंभरा तत्र प्रज्ञा।'

यह सत्य स्वरूप को ग्रहण करनेवाली बौद्धिक शक्ति है। यह ऋत् अर्थात् सत्य का क्षेत्र है। यह नीर-क्षीर विवेक का क्षेत्र है, जिसे हंस विवेक भी कहा जाता है। जैसे हंस के लिए कथित है—दूध और पानी को पृथक् कर पाने की क्षमता हंस में होती है, अर्थात् सत्य और असत्य को पृथक् करने की क्षमता नीर-क्षीर विवेक। हंस की इसी विशेषता के कारण इसी बिंदु से सिद्ध संतों को 'परमहंस' की उपाधि दी जाती है। इसीलिए यहाँ ऋतंभरा तत्र प्रज्ञा, बहुत गहरा और सभी समाधियों का अध्यात्म प्रसाद और सार रूप सूक्त है। योगी साधक को ऋतंभरा का दिव्य अध्यात्म प्रसाद मिलता है। ब्रह्म स्वयं सत्य स्वरूप है। कदाचित् इसीलिए ज्ञान की दिव्य प्रतीक माँ सरस्वती के साथ हंस का प्रतीक बनाया जाता है।

In that peace, perception is unfailingly true.

मूल सूक्त—

श्रुतानुमानप्रज्ञाभ्यामन्यविषया विशेषार्थत्वात्॥ 49॥

काव्यानुवाद—

जदपि ज्ञान हुइ श्रुति अनुमाना, पर पूर्ण नहिं सत्य सुजाना।
सत्य ज्ञान तिन साधक होई, ऋतंभरा प्रज्ञा जिन होई। 49।

भावार्थ—

वेदों, ग्रंथों, अनेको शास्त्रों से और गुरु जनों से प्राप्त ज्ञान, अनुमान से और स्वयं प्रत्यक्ष प्राप्त ज्ञान—ये ज्ञान पाने के तीन मुख्य स्रोत हैं। श्रुति बुद्धि

और अनुमान बुद्धि से प्राप्त ज्ञान में पूर्ण संतुष्टि नहीं होती; क्योंकि इनमें अनुभूति नहीं है और बिना अनुभूति के ज्ञान आत्मसात् नहीं होता है। सत्य ज्ञान की अनुभूति केवल प्रत्यक्ष ज्ञान से ही होती है और प्रत्यक्ष ज्ञान अर्थात् अनुभूति से प्राप्त ज्ञान। सत्य ज्ञान के लिए ऋतंभरा प्रज्ञा सर्वोच्च ज्ञान है, जो पूर्ण, यथार्थ, सर्वांग और शाश्वत ज्ञान का दिव्य स्रोत है।

The object of this perception is other than what is learned from the sacred books, or by sound inference, since the inference, since the perception is particular.

मूल सूक्त–

तज्जः संस्कारोऽन्यसंस्कारप्रतिबन्धी ॥ 50 ॥

काव्यानुवाद–

प्रज्ञा जनित ज्ञान अति श्रेया, विदित करावै श्रेया-प्रेया।
तासु कृपा प्रारब्ध न सरसे, अद्भुत कृपा ब्रह्म की बरसे। 50।

भावार्थ–

ऋतंभरा प्रज्ञा के प्रकट होते ही प्रकृति, सृष्टि, कर्म–अकर्म का स्वरूप, आत्म–स्वरूप—सब यथार्थ में परिलक्षित करने की अपूर्व क्षमता साधक में आ जाती है। जगत् से उपराम हुआ चित्त 'समत्वं योग उच्यते' का प्रतीक हो जाता है। उसके कर्मअकर्म हो जाते हैं और कर्मों के अकर्म होते ही वे दिव्य हो जाते हैं और दिव्य कर्मों के संस्कार नहीं बनते। राग–विराग से परे साधक वीतरागी हो जाता और इस वैराग्य से पूर्व अर्जित कर्मों के संस्कार भी सब प्रकार के राग–द्वेषमय संस्कारों को नष्ट कर देते हैं। जिसकी वृत्ति राग–द्वेषों से रहित है, वही तत्त्वज्ञ है। योग–दर्शन, 2/26, 3/49–50। सही अर्थों में ऋतंभरा प्रज्ञा के जाग्रत् होते ही साधक इस जगत् का न होकर तत्त्वगत से तथागत हो जाता है। योगी कैवल्य की मनोभूमि में पहुँच जाता है।

The impression on the consciousness springing from this perception superscdes all the previous impressions.

मूल सूक्त–

तस्यापि निरोधे सर्वनिरोधान्निर्बीजः समाधिः ॥ 51 ॥

काव्यानुवाद–

पर निरोध अपि इनको होई, तब निर्बीज समाधी सोई।
सबहीं को सब भाँति निरोधा, ऋतंभरा तब सत्य प्रबोधा। 51 ।

भावार्थ–

ऋतंभरा प्रज्ञाजनित संस्कार की अपूर्व क्षमता से सभी पूर्व कर्मों के, पूर्व संचित संस्कारों का समूल नाश होता है। साथ ही ऋतंभरा प्रज्ञाजनित संस्कारों में आसक्ति न रहने से उनका भी क्षय होता है। इनका निरोध होते ही अन्य समस्त संस्कार स्वयं ही निर्मूल हो जाते हैं। संस्कारों के बीज समूल क्षय हो जाते हैं और संस्कारों के अभाव की अवस्था ही 'निर्बीज समाधि' है। यही कैवल्य है। यही मोक्ष है। यही निर्वाण है। यही अपवर्ग है। योग–दर्शन, 3–50/51

अथ इति समाधिपाद।

When this impression ceases, then, since all impressions have ceased, there arises pure spiritual consciousness, with no seed of separateness.

□

अध्याय–2

साधन पाद

प्रसंग—योग-दर्शन के प्रथम चरण 'समाधि पाद' में महर्षि पतञ्जलि ने योग का स्वरूप, भेद और परिणामों का सूत्रात्मक परिचय दिया। योग को फलीभूत करने के उपाय, स्वरूप, अभ्यास, वैराग्य और ईश्वर-प्रणिधान आदि अन्य यौगिक प्रक्रियाओं का विवरण है। जीव की मनःस्थिति, संस्कारों का प्रभाव से लेकर 'ऋतंभरा तत्र प्रज्ञा' के मर्म उजागर किए हैं। किंतु यह भी सत्य है कि समाधि और अध्यात्म के पिपासु, ध्रुव संकल्पी और अनन्यचेता योग वृत्ति के साधक विरले ही होते हैं।

सामान्यतः राग-द्वेष से प्रेरित, माया-मोह से ग्रसित सामान्य जनों को 'न द्वेष्टि न कांक्षति' तक लाकर निर्बीज समाधि तक ले जाने के लिए 'साधन पाद' का निरूपण है। 'साधन पाद' में सूत्रकार महर्षि पतञ्जलि ने साधकों का आंतरिक शुद्धीकरण और रूपांतरण का उपाय बताते हुए योग मार्ग के साधनों का तात्त्विक सूक्ष्म निरूपण किया है। योग-दर्शन के प्रथम पाद समाधि पाद के उपरांत दूसरा पाद साधन पाद है, जिसमें निर्बीज समाधि को प्राप्त करने के साधन और उपाय का विवेचन व विवरण है।

योग-दर्शन आद्योपांत समाधि-शास्त्र है, जिसमें अभ्यास और वैराग्य से 'योगश्चित्तवृत्तिनिरोधः' को साधक चित्त में सिद्ध करने को प्रयासरत होता है और 'कैवल्य' तक जाता है। साधन पाद में यम, नियम, आसन, प्राणायाम और प्रत्याहार बाह्य साधनों की विशद व्याख्या है।

मूल सूक्त–

तपः स्वाध्यायेश्वरप्रणिधानानि क्रियायोगः॥ 1॥

काव्यानुवाद–

तप स्वाध्याय ब्रह्म की शरणा, तीन उपाय सिद्ध जिन वरणा।
क्रिया योग समरथ जिन लोगा, सिद्ध योग सहजहिं तिन योगा। 1।

भावार्थ–

तप, स्वाध्याय और ईश्वर शरणागति—ये तीनों क्रिया योग हैं।

तप के अंतर्गत शारीरिक और मानसिक दोनों की तपश्चर्या का समावेश है। सर्दी-गरमी, भूख-प्यास, धूप-छाँव की सहन शक्ति—यह शारीरिक तप है। मान-अपमान, सुख-दुःख, लाभ-हानि, यश-अपयश—इन मानसिक संवेगों से उद्विग्न न होकर सम्यक् निरुद्विग्न अवस्था मानसिक तप हैं। इन भावों से अनुत्तेजित और निर्विकार होकर ईश्वर की शरणागति और सकल कर्म व कर्मफल ईश्वर को समर्पित करना ईश्वर प्रणिधान है। ईश्वर को अनन्य भाव से समर्पण अर्थात् दूसरा कोई नहीं, संपूर्ण शरणापन्न अवस्था ही 'ईश्वर-प्रणिधान' है।

समाधि के साधन में स्वाध्याय का समावेश महत्त्वपूर्ण है, क्योंकि ऋषिजन्य और सिद्ध महात्माओं के प्राप्त ज्ञान को शास्त्रों में पढ़कर और उनके निदिध्यासन से मन के भ्रम दूर होते हैं, चित्त का निर्मलीकरण होता है। ग्रंथों में विभूतियों के दिए ज्ञान से साधक को विशेष दिशा-निर्देश और ज्ञान मिलता है। ऋषिकृत ग्रंथों में निहित विद्याकोश स्वाध्याय से ही साधक को मिलते हैं। अतः स्वाध्याय में प्रमाद नहीं। ज्ञान एक अतृप्त यात्रा है और यही लक्ष्य भी, क्योंकि ज्ञान से आया संन्यास का फल मुक्ति है। वस्तुतः ज्ञान वही है, जिससे चित्त की शुद्धि होती है।

नहि ज्ञानेन सदृशं पवित्रमिह विद्यते।
ज्ञान के सदृश पवित्र अन्य कुछ नहीं।

ज्ञान ही जीव को मुक्त करता है; क्योंकि अज्ञान ही तो बंधन है और अपने अज्ञान को जान लेना ही ज्ञान है।

सा विद्या या विमुक्तये—ज्ञान वही है, जो मुक्त करता है।

'कैवल्योपनिषद्' में कथित है कि आत्मज्ञान मोक्ष का साक्षात् साधन है।

जानेनैव तू कैवल्यं—कैवल्योपनिषद् ज्ञान से ही कैवल्य (मोक्ष) प्राप्त होता है।

अतः ग्रंथों के स्वाध्याय से स्वाध्याय (स्व-अध्ययन) होता है, जो निज स्वरूप जान पाने का बौद्धिक, आंतरिक, आध्यात्मिक प्रयास-पथ है। ज्ञानपूर्वक निरुद्ध चित्त ही साधक की उच्चतम अवस्था है।

The practices which make for the union with the Soul are: fervent aspiration, spiritual reading, and complete obedience to the Master.

मूल सूक्त—

समाधिभावनार्थः क्लेशतनूकरणार्थश्च ॥ 2 ॥

काव्यानुवाद—

क्रिया योग सों सिद्ध समाधि, मिटहिं कलेश अविद्या ब्याधि।
तप स्वाध्याय ईश आराधन, साधक सिद्धि समाधि साधन। 2।

भावार्थ—

तप, स्वाध्याय और ईश्वर-प्रणिधान क्रिया योग हैं, जो समाधि के सिद्ध होने का साधन हैं, जिनसे अविद्या-जनित क्लेशों का नाश होता है और ज्ञान से साधक का समाधि पथ सुगम, सरल एवं स्पष्ट होता है।

Their aim is to bring soul-vision, and to wear away hindrances.

मूल सूक्त—

अविद्यास्मितारागद्वेषाभिनिवेशाः पञ्च क्लेशाः ॥ 3 ॥

काव्यानुवाद–

राग-द्वेष अज्ञान विशेषा, अभिनिवेश अस्मिता क्लेशा।
बसहिं जीव हिय माँही मूला, ये ही प्रमुख जगत् के शूला। 3।

भावार्थ–

वृत्तियाँ चित्त का धर्म हैं, क्लिष्ट हों या अक्लिष्ट, विकारी हों या अविकारी, क्योंकि वे चित्त की ही उपज हैं। राग, द्वेष, अविद्या, अस्मिता और अभिनिवेश—उनमें से ये पाँच विकारी वृत्तियाँ जीव को क्लेश, दुःख और अशांति देकर जीवन को क्लिष्ट और कष्टमय बनाते हैं। ऋषिवर ने स्वयं इन्हें 'क्लेश' का नाम दिया है। यही वृत्तियाँ मनोमय विकार हैं, जो जीवन को विकारी, दुरूह और जटिल बनाती हैं।

These are the hindrances: the darkness of ignorance, selfassertion, lust, hate, attachment.

मूल सूक्त–

अविद्या क्षेत्रमुत्तरेषां प्रसुप्ततनुविच्छिन्नोदाराणाम्॥ 4॥

काव्यानुवाद–

तनु विच्छिन्न प्रसुप्त उदारा, वर्णित क्लेश ये चार प्रकारा।
कारण इनको मूल अज्ञाना, ज्ञान योग से सुलभ सुजाना। 4।

भावार्थ–

वस्तुतः अपने अज्ञान को जान लेना ही ज्ञानी होना है, क्योंकि अविद्या ही क्लेशों का मूल है।

'सा विद्या या विमुक्तये'—ज्ञान वही है, जो मुक्त करता है।

ऋषिवर कहते हैं—अविद्या क्लेश क्षेत्रम्—अर्थात् अविद्या के खेत में ही मंत्र 3 में वर्णित अस्मिता, राग, द्वेष, अभिनिवेश का जन्म होता है, जो प्रसुप्त, तनु, विच्छिन्न और उदार—चार प्रकार के हैं और चित्त में विद्यमान रहते ही हैं। प्रसंगवश विभिन्न परिस्थितियों में विभिन्न स्तर पर उभरते हैं।

प्रसुप्त चित्त में प्रसुप्त अवस्था में विद्यमान क्लेश।

तनु योग के साधनों से क्लेश के विकारों को शिथिल कर उनकी उग्रता को कमजोर कर देना है। यौगिक वृत्ति के साधकों के चित्त सामान्य जनों की वृत्ति की अपेक्षा राग-द्वेष से तनु अर्थात् कमजोर होते हैं। वस्तुतः साधक के तो सभी क्लेश यौगिक प्रभाव से शिथिल हो जाते हैं।

विच्छिन्न, जब एक क्लेश की चित्त पर प्रधानता हो तो दूसरा गौण हो जाता है। यही विच्छिन्न या दूसरे भाव का छिन्न-भिन्न हो जाना है। किसी के प्रति राग है तो द्वेष दब जाता है, द्वेष है तो राग दब जाता है। एक क्लेश उभरता है तो दूसरा छिन्न-भिन्न अर्थात् विच्छिन्न हो जाता है। अतः किसी से राग और द्वेष एक साथ कभी संभव नहीं है।

उदार चित्त में प्रसुप्त अवस्था में पड़े संस्कार तदनुसार विचार, व्यक्ति, भावना, परिस्थिति के कारण उद्दीप्त होते हैं। तब ये प्रसुप्त क्लेश तदनुसार ही उभरकर आते हैं। यही इनका उदार होना है।

The darkness of the ignorance is the field of the others. These hindrances may be dormant, or worn thin, or suspended, or extended.

मूल सूक्त–

अनित्याशुचिदुःखानात्मसु नित्यशुचिसुखात्मख्यातिरविद्या॥ 5॥

काव्यानुवाद–

जिन अनित्य को ही नित मानें, देह अपावन पावन मानें।
सबहिं भोग मूलहिं दुःख रूपा, जो जानहिं जानहिं सतरूपा। 5।

भावार्थ–

सभी भोग मूल रूप से अंततः दुःख ही हैं। इंद्रिय-जनित अनित्य भोग के सुख जीव को इतना मोहित और ग्रसित कर लेते हैं कि वह अनित्य सुखों को नित्य मानता है। देह का जन्म, विकास, ह्रास, अंत—यहाँ कोई

भी स्थिति तो सच नहीं है, सब केवल भ्रम है। मोह केवल भ्रम है, ममता केवल बंधन है। सब बंधन अज्ञान के ही कारण हैं। इंद्रियों से विदित होनेवाले सभी पदार्थ नाशवान् हैं। तन, मन, धन हर पल बदलते हैं, इन्हें अपना मान लेते हैं और हर पल ही इन्हें और दृढ़ता से पकड़ने के उपक्रम में जीवन निकाल देते हैं। परिवर्तन सृष्टि का शाश्वत नियम है। क्या सृष्टि कभी बदली है ? अतः यह जानकर दृष्टि बदलना होगा; क्योंकि जीव भूल जाता है कि माना हुआ भ्रम मूलक अज्ञान है, अनित्य है; जाना हुआ ज्ञान मूलक और नित्य है।

The darkness of ignorance is: holding that which is not possible to endure, impure, full of pain and agony, not the Soul, to be eternal, pure, full of real pleasure, the Soul.

मूल सूक्त–

दृग्दर्शनशक्त्योरेकात्मतेवास्मिता ॥ 6 ॥

काव्यानुवाद–

जदपि बुद्धि जड़ द्रष्टा चेतन, तदपि ज्ञान बिनु लगहिं एक मन।
भ्रमवश एकहिं रूप सुहाई, बस ये ही अस्मिता कहाई। 6।

भावार्थ–

वस्तुतः दृष्टि शक्ति की चेतना आत्मा की शक्ति से ही आती है। आत्मा नित्य है, बुद्धि या चित्त-मन जड़ है, अनित्य है।

नित्य से अनित्य का योग नहीं हो सकता। अतः वे सभी वृत्तियाँ, जो आत्मा को संसार की ओर उन्मुख और आत्म-स्वरूप से विमुख करती हैं। योग की दृष्टि से इनका निकटतर होना 'अस्मिता क्लेश' है। अज्ञान व भ्रमवश इनमें एकत्व प्रतीत होना ही 'अस्मिता क्लेश' है।

Selfassertion comes from thinking of the seers and the instrument of vision as forming oneself.

मूल सूक्त–

सुखानुशयी रागः ॥ 7 ॥

काव्यानुवाद–

राग क्लेश को मूल अधारा, जेहि सों उपजे सकल विकारा।
सुख प्रतीति ही रागहिं मूला, रागहिं उपजें सगरे शूला। 7।

भावार्थ–

इंद्रियाँ सुख की लोभी हैं। जहाँ सुख मिला, वहीं ठहर जाती हैं और यही सुख का भाव राग में परिवर्तित हो जाता है। योग में यही 'राग क्लेश' है। राग वस्तुतः संसार के सकल विकारों और क्लेशों का मूल है। सुख से नाता जोड़ लेना इंद्रियों का स्वभाव है, अतः सुखों से राग भी स्वाभाविक है। राग होते ही आप स्वामी नहीं, सुख के दास हो जाते हैं। योग में यह रागात्मक संवेग बाधक और क्लेश है।

जहाँ प्रियता है वहीं निजता है। निजता के संरक्षण में लगा चित्त हर स्थिति में विशेष प्रियता से जुड़ा रहता है। इस तरह जहाँ तुम्हारा राग है, वहाँ तुम्हारा ध्यान है। जहाँ तुम्हारा ध्यान है, तुम भी वहीं हो। यही स्वभाव भी है और स्वाभाविक भी है। अतः योग साधन में 'राग क्लेश' है।

राग मन को शिथिल करता है और कच्चा मन साधना में बाधा है। राग-द्वेष दोनों ही मन का संतुलन बिगाड़ते हैं और संतुलन बिगड़ते ही अशांति घेर लेती है और यही असंतुलन संसार है। राग संकीर्ण है, जिसे प्रेम में परिवर्तित करना है। प्रेम विराट् है, जिसे उच्चतर अवस्था से योग करना है। योग तो राग और विराग से परे वीतराग की संचेतना है। वस्तुतः जिसकी दृष्टि राग-द्वेषों से रहित है, वही तत्त्वज्ञ है।

Lust is resting in the sense of enjoyment based on worldly attachment, illusion and delusion.

मूल सूक्त–

दुःखानुशयी द्वेषः ॥ 8 ॥

काव्यानुवाद–

दुःख प्रतीति महँ छुपा कलेशा, 'द्वेष' रूप उपजै यहि दोषा।
जब प्रतिकूल होत दुःखदायी, रोष निमित्तन हिय उपजाई। 8।

भावार्थ–

दुःख की अनुभूति का अनुसरण करनेवाला भाव 'द्वेष' क्लेश है। जिस भी व्यक्ति या वस्तु से दुःख मिलता है, उससे ही द्वेष हो जाता है। दुःख की अनुभूति चित्त को विकल, अशांत, उद्विग्न, दुःखी और द्वेषमय करती है। यही द्वेषमय क्लेश दुःख की अनुभूति का अनुसरण करता है। यही 'दुःखानुशयी द्वेषः' है।

राग-द्वेष दोनों ही मन का संतुलन नष्ट करते हैं और संतुलन बिगड़ते ही अशांति आ घेरती है। यही असंतुलन संसार की व्याधियों, दुःख, विपत्तियों और कष्ट-क्लेशों का मूल कारण है। राग-द्वेष मन के मूल विकार हैं और विकारों से जीवन चलाना कागज की नाव से नदी पार करने जैसा ही है। वस्तुतः मन की चेतना के चार स्तर हैं—असुरत्व, मनुष्यत्व, देवत्व और अति दैवी चेतना या मुक्त अवस्था। निम्न चेतना से दैवी चेतना तक जाना साधक का लक्ष्य है।

Hate is resting in the sense of pain.

मूल सूक्त–

स्वरसवाही विदुषोऽपि तथारूढोऽभिनिवेशः ॥ 9 ॥

काव्यानुवाद–

मरण रूप भय परम कलेशा, अतिशय गहरे हिया प्रवेशा।
सहज सुभाव भयातुर सबही, अज्ञानी सम ज्ञानिहुँ डरहीं। 9।

भावार्थ–

प्राकृतिक और स्वाभाविक रूप से चित्त के अंत:करण में निवेशित भाव 'अभिनिवेश क्लेश' के रूप में जाना जाता है। यह अतिशय विद्वान् और विमूढ़ दोनों में ही समान रूप से निवेशित है। इस भाव का उदाहरण मृत्यु भय है, जो ज्ञानी और मूढ़ में समान रूप से ही होता है। मृत्यु भय सब प्राणियों में उतना ही स्वाभाविक है, जितना जीवन से मोह स्वाभाविक है। हर योनि के जीव को प्राण प्रिय और मृत्यु से भय है। जीवन का मोह और मृत्यु का भय कहीं सिखाया नहीं जाता। यह चित्त में जन्म से ही गहराई से निवेशित नैसर्गिक भाव है। यही 'अभिनिवेश क्लेश' है, अर्थात् यह प्राकृतिक रूप से चित्त में गहरे निवेशित (अभिनिवेशित) भाव है। एक प्रश्न प्रश्नायित है—यदि ज्ञानी को भी मृत्यु भय है तो ज्ञानी और मूढ़ में क्या अंतर है? इसका उत्तर है कि मृत्यु का भय शास्त्रों के मात्र अध्ययन से नहीं, अपितु मृत्यु के स्वरूप के बोध से जाता है, जो गहन साधना से आत्मस्वरूप को जान पाने के उपरांत ही आता है—कि मृत्यु अंत नहीं, रूपांतरण है, जो प्रकृति में प्रति निमिष घटित हो रहा है। यह प्रकृति का स्वभाव है, अत: मृत्यु का भय नहीं, बोध हो।

attachment is the desire towards life, even in the wise, carried forward by its own energy.

मूल सूक्त–

ते प्रतिप्रसवहेया: सूक्ष्मा: ॥ 10 ॥

काव्यानुवाद–

घटे कलेशा अति लघु होई, समाधिस्थ योगी जिन कोई।
क्लेश बिनासहिं सकल समूला, चित्त लीन यदि कारण मूला। 10।

भावार्थ–

साधन पाद के प्रथम सूक्त में—तप, स्वाध्याय और ईश्वर शरणागति ये तीनों क्रिया योग हैं और दूसरे मंत्र में यह क्रिया योग क्लेशों को क्षीण करनेवाला है। क्षीण अर्थात् कमजोर करनेवाला है, क्षय करनेवाला नहीं। कारण

के विनाश होने पर ही कार्य का नाश होता है, अतः प्रतिप्रसव बहुत अर्थपूर्ण है, अर्थात् प्रसव (उत्पन्न) से प्रति (पूर्व) अपने कारण अवस्था में योगी के चित्त के विलीन होने पर ही सकल क्लेशों का मूल रूप से निर्मूल होना संभव है। चित्तवृत्ति का अपने मूल उद्गम में लीन होना जैसे लहरें और बुलबुले पानी में बने और पानी में ही लीन हो गए। जब तक ये क्लेश अपने कारण में विलीन नहीं होते, तब तक किसी संयोग, प्रसंग, विचार या परिस्थिति में उनके पुनः उभरने का भय और आशंका बनी रहती है। बिना कारण में विलीन हुए वे क्लेश केवल क्षीण होते हैं, क्षय नहीं होते। किंतु योगी जनों के सूक्ष्म किए गए क्लेश अपने कारण में विलीन होकर पुनः नहीं उभरते।

These hindrances and obstacles, when they have become subtle, are to be removed by a counter-current.

मूल सूक्त–

ध्यानहेयास्तद्वृत्तयः ॥ 11 ॥

काव्यानुवाद–

कथित कलेशा पाँच प्रकारा, इनकी वृत्तियन माँहिं विकारा।
शमन सूक्ष्म करि ध्यानहिं द्वारा, एकहिं पथ पावहिं उद्धारा। 11।

भावार्थ–

तद् वृत्यः—उन क्लेशों (अविद्या, अस्मिता, राग, द्वेष, अभिनिवेश) की स्थूल वृत्तियों को (ध्यान हेयाः) ध्यान से भी क्षय करने का उपाय है। तप, स्वाध्याय, ईश्वर-प्रणिधान के सतत अभ्यास और दृढ़ प्रयासों से भी न क्षीण हुए क्लेशों को क्षय करने का साधन ध्यान है। क्लेशों की स्थूल वृत्तियों को ध्यान से सूक्ष्म करने से समाधि में सिद्धि सुगम होती है। ध्यान से क्लेशों को गहराई और ज़ड़ों तक निर्मूल करने की शक्ति है।

'ध्यान' का एक और गहरा मनोवैज्ञानिक पक्ष भी है। 'ध्यान' का अर्थ है—किसी विशेष विचार को अपनी ही विचार-शक्ति से शक्तिशाली बनाना।

जिस विचार पर हम अपनी ही वैचारिक शक्ति से समग्रता से केंद्रित हैं, वह हमसे ही ऊर्जा और महत्त्व पाकर। महत्त्वपूर्ण व प्रबल होता है और जिन पर ध्यान नहीं दो, वे स्वयं ही क्षीण होते हैं। उच्चतर योग बिंदु पर समग्रता से ध्यान केंद्रित करने पर क्लेशों को क्षय करने का यही विज्ञान और उपाय है।

Their active turnings are to be removed by meditation.

मूल सूक्त–

क्लेशमूलः कर्माशयो दृष्टादृष्टजन्मवेदनीयः ॥ 12 ॥

काव्यानुवाद–

क्लेश विकारन मूल समूला, वर्तमान भव कालहिं शूला।
कर्माशय को मूल कलेशा, देत कबहुँ सुख नाहीं लेशा। 12।

भावार्थ–

अविद्या, अस्मिता, राग, द्वेष, अभिनिवेश—ये पाँच क्लेश के मूल हैं। इनकी ही स्थूल वृत्तियों के अधीन कृत पाप व पुण्य कर्मों के संस्कारों (कर्माशय) का फल इस वर्तमान जन्म (दृश्य जग) और आगामी जन्मों (अदृश्य जग) में भोगना ही पड़ता है।

अवश्यमेव भोक्तव्यं कृतं कर्म शुभाशुभम्।
ना भुक्तं क्षीयते कर्म जन्म कोटि शतैरपि॥

कर्म भोग अनिवार्य है और प्रकृति में अनिवार्य का निवारण नहीं। भोग से उपजे संस्कार सदा ही दुःखदायी और दुःख के कारण होते हैं। दुःख का स्वरूप कोई भी हो, किंतु उसकी जड़ें चित्त में ही कहीं गहरे जमी होती हैं। मन, कर्म, वचन से किए सभी कर्मों के प्रतिफल अपनी संवेदनाओं के साथ सुख-दुःख की छाप चित्त पर छोड़ जाते हैं। यही संस्कार हैं। विगत की स्मृतियाँ सदा ही दुःखदायी हैं, चाहें वे सुखद हों या दुःखद। यदि सुखद हैं तो अब क्यों नहीं। दुःखद हैं तो भी मन उनको याद करना नहीं छोड़ता। प्रसंगवश पूरे वृत्तांत की पुनरावृत्ति संस्कारों को धूमिल न करके उन्हें अधिक

स्थायी बनाती है, जो कई जन्मों तक पीछा करती है और तदनुसार ही पुनर्जन्म का विधान है; क्योंकि जीव अपने संस्कारों को अपने साथ लेकर जाता है।

The burden of bondage to sorrow has its roots in these hindrances. It will be felt in this life, or in a life not yet manifested.

मूल सूक्त–

सति मूले तद्विपाको जात्यायुर्भोगाः ॥ 1 3 ॥

काव्यानुवाद–

जब लौं विद्यमान है मूला, तब लौं क्लेश कष्ट जस शूला।
पुनि-पुनि जनम आयु दुःख भोगा, कर्माशय को दुःखद संयोगा।13।

भावार्थ–

अविद्या आदि वर्णित पाँचों क्लेशों का यदि आमूल क्षय नहीं हो तो कर्म संस्कार (कर्माशय)

जाति, आयु और भोग्य पदार्थों के रूप में फलित होकर कर्ता के सुख या दुःख का हेतु बनते हैं। ये पाँचों क्लेश ही पाप-पुण्य कर्मों के मूल प्रेरक हैं। अतः इनके समूल नाश से ही कर्म संस्कारों से बचा जा सकता है, वरन् कृत कर्मों के आधार पर पाप-पुण्य और सुख-दुःख का भागी होता हुआ क्लेशों को वर्तमान जन्म और आगामी जन्म में भोगता है।

पुनर्जन्म का मूल हेतु कर्माशय (संस्कार) हैं। अतः जब तक कर्म निर्जरा नहीं होती, तब तक कर्म विपाक, सुख-दुःख पुनर्जन्म का हेतु विद्यमान रहता है। पुनर्जन्म का आधार जीव के कर्म फल ही हैं। जैसे कर्म और विचार हैं, वैसे ही पुनर्जन्म के प्रकार हैं। 'गीता' में श्रीकृष्ण की इस तथ्य की पुष्टि—गीता, 15/8

जिस प्रकार वायु गंध के स्थान से गंध को ले जाता है, उसी प्रकार शरीर का स्वामी जीवात्मा जिस शरीर को छोड़ता है, उससे मन व इंद्रियों को ले जाकर नए शरीर में प्रविष्ट होता है।

From this root, there grow and ripen the fruits of birth, of the life-span of all that is tasted in life.

मूल सूक्त–

ते ह्लादपरितापफला: पुण्यापुण्यहेतुत्वात्॥ 14॥

काव्यानुवाद–

जनम आयु और भोग प्रदाता, हर्ष शोक रूपी फलदाता।
पुण्य-पाप दोनों ही कारण, प्रकृति माहि कछु नाहिं अकारण। 14।

भावार्थ–

अविद्या आदि क्लेशों के विद्यमान रहने तक कर्मों के परिणाम कर्ता को कर्मों के अनुसार भोगने ही होते हैं। पुनरपि जन्म-मरण में चक्रायित जीव कर्मानुसार श्रेष्ठ या अधम योनि में जनमता, जीता-मरता, सुख-दुःख भोगता है।

प्रकृति में कुछ भी अकारण नहीं होता। जो होता है, अनिवार्य ही होता है और उस अनिवार्य का निवारण नहीं। जीव को सुख-दुःख, जन्म, आयु, भोग और पुनर्जन्म अकारण नहीं, कर्माशय के कारण हैं। कर्म पापमय हों या पुण्यमय—दोनों ही कर्म जीव को बाँधते हैं। जंजीर सोने की हो या लोहे की—दोनों ही बाँधते हैं, अर्थात् राग-द्वेष दोनों ही बंधन हैं।

योग राग-विराग—इन दोनों से अति परे वीतराग तक ले जाने का आंतरिक विज्ञान है।

These bear fruits of rejoicing, or of affliction, as they are sprung from holy or unholy works.

मूल सूक्त–

परिणामतापसंस्कारदु:खैर्गुणवृत्तिविरोधाच्च
दु:खमेव सर्वं विवेकिन:॥ 15॥

काव्यानुवाद—

साँच कहहुँ नहिं कबहुँ सहाई, करम कलेश सदा दुःखदाई।
संस्कार परिणामहिं तापा, आदि अंत दुःख-ही-दुःख व्यापा। 15।

भावार्थ—

सभी सुख अंततः दुःख ही हैं। परिणाम दुःख, ताप दुःख और संस्कार दुःख—ये तीनों सत्त्व वृत्तियों के विरोधी होने के कारण दुःख का ही हेतु हैं। इस परिवर्तनशील जगत् में कुछ भी नित्य नहीं। अतः विवेकी के लिए इनसे मिलनेवाले सुख भी नित्य नहीं, अनित्य है, सुख में समाए दुःख की वृत्ति को स्पष्ट करता है। सुख को पकड़े रहना और दुःख से भागना, यह स्थायी चित्तवृत्ति है। इंद्रियाँ सुख की लोभी हैं। जहाँ सुख मिला, वहीं ठहरकर सुख से राग कर अपना संसार बसा लेती हैं। जहाँ राग हैं, उसे पुनः पाने की चाह में व्यवधान करनेवाले पर द्वेष होता है। यही राग, द्वेष क्लेश है। सुख भोगते-भोगते इंद्रियाँ तो शिथिल हो जाती हैं, किंतु तृष्णा थकने एवं शांत होने की जगह और अधिक उद्दीप्त, व्यग्र, सुख पाने को व्याकुल और दुःखी होती है। जन्म दुःख है, जरा दुःख है, अप्रिय का सहवर्तन और प्रिय का बिछोह दुःख है। सुख के परिणाम में जो दुःख है, वही परिणाम दुःख है।

सुख का दूसरा सिरा दुःख है, क्योंकि कोई भी वस्तु, व्यक्ति या परिस्थिति यथावत् नहीं रहती। क्षण-क्षण सब ही तो क्षय हो रहा है। संसार भ्रम है और कुछ नहीं। जगत् के सुखों में लय, प्रमत्त। उन्मत्त क्षणों में उनके जाने का भय ही ताप या दुःख है।

गहरे-से-गहरे सुख-स्रोत, प्रणय और राज-सुख भी एक दिन चुक जाते हैं और उनसे वियोग निश्चित ही है। अतः भोग काल में विनाश के ये विचार ताप दुःख हैं। भोग सुलभ न हो और तीव्र चाह हो तो यह भी ताप दुःख है।

मिले हुए सुखों की स्मृतियाँ मन पर गहरी छाप छोड़ती हैं। चित्त सुख की अनुभूतियों को सँजो लेता है। ये ही संस्कार हैं। संस्कारों का दर्शन बहुत विशद है। बहुत गहरे संस्कार कई जन्मों तक पीछा नहीं छोड़ते। सुख-जनित स्मृतियाँ

ही संस्कार दुःख हैं। भोग-संस्कार की वृत्तियाँ भावी जन्म का हेतु आधार हैं।

अर्जुन प्रश्नायित है—'वासुदेव, आप किस आधार पर जीव को पुनर्जन्म देते हो?'

श्रीकृष्ण ने कहा, 'मैं कुछ नहीं करता। जीव जिस वैचारिक प्रधानता का होता है, उसके ही विचारों के आधार पर नया शरीर मिलता है।'

शरीरं यदवाप्नोति यच्चाप्युत्क्रामतीश्वरः।
गृहीत्वैतानि संयाति वायुर्गन्धानिवाशयात्॥

—*भगवद्गीता, 15/8*

गुणवृत्ति विरोध—प्रकृति सत, रज और तम गुण प्रधान है। तीनों ही गुण चित्त में विद्यमान रहते हैं, जो अपना प्रभाव प्रमुख या गौण रूप में मनःस्थिति की प्रधानता के अनुसार बनाए ही रखते हैं; जैसे ध्यान के समय यद्यपि चित्त सत्त्व गुण प्रधान होता है तदापि अन्य सांसारिक बातें विचार और अंतस में निहित विविध संस्कार भी उभरकर आते हैं, जो ध्यान भंग करते हैं। यह गुण वृत्ति विरोध है।

सामान्य जन वृत्ति इंद्रिय और भौतिक सुख में निमग्न रहकर स्वयं को सुखी मानता है; किंतु विवेकी सुख में निहित दुःख के तथ्य को समझता है।

To him who possesses discernment, all personal life is misery, because it ever waxes and wanes, is ever afflicted with restlessness, makes ever new dynamic impressions in the mind, and because of all its activities, war with each other.

मूल सूक्त–

हेयं दुःखमनागतम्॥ 16॥

काव्यानुवाद–

अनागतम दुःख हैं बहुतेरे, जिनके आतप पीर घनेरे।
ताहि विनाशन करो उपाया, यहि कारण यहि हेय बताया। 16।

भावार्थ–

काल-प्रवाह में शाश्वती प्रवाह की अभीप्सा है। गत, आगत, वर्तमान— तीन कालखंडों में चक्रायित प्रचंड शक्ति, जिसके अनंतर उत्पत्ति, स्थिति, प्रलय-जन्म, जीवन-मृत्यु घटित होते हैं। दुःख भोगकर विगत योनियों के कर्मक्षय तो हो चुके, अब उन पर कोई वश नहीं। वर्तमान में भी प्रति निमिष कर्म क्षय हो रहा है; किंतु जो भविष्य में आगत दुःख हैं। वे 'हेय' अर्थात् नष्ट करने योग्य हैं। उस हेय का हेतु अगले मंत्र में है।

This pain is to warded off, before it has come.

मूल सूक्त–

द्रष्टृदृश्ययोः संयोगो हेयहेतुः ॥ 17 ॥

काव्यानुवाद–

द्रष्टा दृश्य महत संयोगा, प्रकृति और पुरुष को योगा।
जब यहि योग न संभव होई, दुःख विनाश करि पावै सोई। 17।

भावार्थ–

उपर्युक्त जो नाश करने योग्य आगत दुःख कहे गए हैं, उनका मूल कारण है—द्रष्टा और दृश्य का अर्थात् पुरुष और प्रकृति का संयोग है। जिससे देखता है, वह पुरुष (आत्मा) है और जिसे देखता है, वह प्रकृति (माया) है। आत्मा (द्रष्टा) प्रकृति (दृश्य) सामान्य अर्थ में, इंद्रिय और विषय का संयोग। इसी बिंदु से सारे दुःख उपजते हैं, अतः इस संयोग को निर्मूल करने से दुःखों का नाश संभव है। यही 'हेय हेतु' है।

The cause of what is to be warded off is the absorption of the Seer in things seen.

मूल सूक्त–

प्रकाशक्रियास्थितिशीलं भूतेन्द्रियात्मकं भोगापवर्गार्थं दृश्यम् ॥ 18 ॥

काव्यानुवाद–

सत रज तम निज गुन अनुसारा, रहत करम रत प्रकृति पसारा।
भोग मुक्ति संपादन ध्येया, प्रकृति प्रयोजन का है श्रेया। 18।

भावार्थ–

प्रकृति सत, रज और तम गुणों से युक्त त्रिगुणात्मक शक्ति का समीकरण है। 'प्रकाशक्रियास्थितिशीलं' क्रमशः इनके स्वरूप, स्वभाव और धर्म के संकेत है। सतोगुण का धर्म सत्त्व शक्ति और सात्त्विकता है, रजोगुण का धर्म कर्म में प्रवृत्त होना है और तमोगुण का धर्म जड़ता, आलस्य तथा तामसी वृत्तियाँ हैं। इन तीनों ही गुणों का जो प्रकाश, क्रिया और स्थिति रूप स्वभाव है, वही दृश्य का स्वभाव है।

भूतेन्द्रियात्मकम्।

(पंच भूत और इंद्रियाँ)

भूमि, जल, अग्नि, वायु, आकाश—पाँच भूत, रूप, रस, गंध, स्पर्श, ध्वनि इनकी तन्मात्राएँ, पाँच ज्ञानेंद्रियाँ, पाँच कर्मेंद्रियाँ और मन, बुद्धि व अहंकार—ये सकल तेईस तत्त्व प्रकृति के कार्य हैं और यही उनका स्वरूप है।

भोगापवर्गार्थम्।

तीनों ही गुण धर्म। तदनुसार गुणधर्मी भोक्ता को अपना-अपना स्वरूप दिखला कर उनके लिए निष्प्रयोजन हो जाते हैं; किंतु प्रकृति यथावत् रहती है। दृश्य का प्रयोजन गुणधर्मी को उसको अपने गुणों की प्रधानता के अनुसार केवल उसका स्वरूप दिखाना भर है; यथा—सात्त्विक वृत्ति गुणधर्मी को सत्त्वगुण से मुक्ति, रजोगुण वृत्ति गुणधर्मी को रजोगुण से कर्म-प्रवृत्त और तमोगुण वृत्ति भोगासक्त को भोग— तदनुसार वांछित निज स्वरूप दिखाना भर ही दृश्य का प्रयोजन है। जीव विशेष वृत्ति का प्रयोजन सिद्ध होने के उपरांत प्रकृति उस जीव विशेष के लिए निष्प्रयोजित हो जाती है, किंतु प्रकृति स्वयं में यथावत् ही रहती है।

Things seen have as their property manifestation, action,

inertia. They form the basis of the element and the sense-power. they make for experience and for liberation.

मूल सूक्त–

विशेषाविशेषलिङ्गमात्रालिङ्गानि गुणपर्वाणि ॥ 19 ॥

काव्यानुवाद–

लिंगालिंग विशेष विशेषा, ये सत्त्वादि गुणन परिवेशा।
विद्यमान इन चारों माहीं, दृश्य जगत् सों जात कहाहीं। 19।

भावार्थ–

प्रकृति त्रिगुणी है—सत, रज और तम।

यहाँ गुणों के भेद का निरूपण है।

विशेष—पृथ्वी, जल, अग्नि, वायु और आकाश—यह पाँच स्थूल भूत, पाँच ज्ञानेंद्रियाँ, पाँच कर्मेंद्रियाँ और एक मन—इन सोलह का योग ही 'विशेष' नाम से जाना जाता है।

अविशेष—इन स्थूल महाभूत के पाँच सूक्ष्म महाभूत (जिन्हें 'तन्मात्रा' भी कहते हैं)—शब्द, रूप, रस, गंध, स्पर्श और मन—इन छह को अविशेष के नाम से जाना जाता है।

लिंगमात्र—प्रकृति के सभी उपर्युक्त तत्त्वों का मूलभूत या बीज कारणभूत, जो महत्त्व उसे 'लिंगमात्र' नाम से जाना जाता है। इस तथ्य का वर्णन 'कठोपनिषद्' (1-3-10) और 'गीता' में भी है। यह आदि प्रकृति से निःसृत है।

महाभूतान्यहंकारो बुद्धिरव्यक्तमेव च।
इन्द्रियाणि दशैकं च पञ्च चेन्द्रियगोचराः॥

—गीता, 13/5

अलिंग—अव्यक्त मूलसत्ता को 'अलिंग' नाम से जाना जाता है।

The grades or layers of the Three Potency are the defined,

the undefined, that with distinctive mark, that without distinctive mark.

मूल सूक्त–

द्रष्टा दृशिमात्रः शुद्धोऽपि प्रत्ययानुपश्यः ॥ 20 ॥

काव्यानुवाद–

जदपि है द्रष्टा चेतन सत्ता, तदपि शिथिल हुइ जात इयत्ता।
जब अनुरूप बुद्धि वृति होई, दृश्य संग संबंध सँजोई। 20।

भावार्थ–

आत्मा अविकारी, अपरिणामी, असंपृक्त सत्ता है, जो केवल चित्त की वृत्तियों की साक्षी भर है। आत्मा की अविकारी सत्ता पर चित्त की वृत्तियों से कुछ संबंध नहीं है। यद्यपि आत्मा की शक्ति ही चित्त की बोध शक्ति है; किंतु आत्मा स्वयं में सर्वथा निर्विकारी है और साक्षीभाव से स्थित है। चित्त के दृश्य के साथ बनाए संबंधों से आत्मा सर्वथा असंपृक्त है।

The Soul is pure vision. Though pure, he looks out through the gesture of the mind.

मूल सूक्त–

तदर्थ एव दृश्यस्यात्मा ॥ 21 ॥

काव्यानुवाद–

दृश्य प्रयोजन बहु कछु नाहीं, द्रष्टा को निज रूप लखाहीं।
सिद्ध प्रयोजन होवत जबहीं, दृश्य महत्ता तब ही तजहीं। 21।

भावार्थ–

दृश्य अथवा प्रकृति का प्रयोजन केवल द्रष्टा रूप आत्मा को आत्म-स्वरूप दिखाना और अपवर्ग (मुक्ति) तक ले जाना ही है। मोक्ष के प्रयोजन-

सिद्धि के उपरांत दृश्य उसके लिए निष्प्रयोजन है।

The very essence of things seen is that they exist for the Seer.

मूल सूक्त–

कृतार्थं प्रति नष्टमप्यनष्टं तदन्यसाधारणत्वात्॥ 22॥

काव्यानुवाद–

नित्य प्रकृति यह कबहुँ न हीना, मुक्त जना हित अर्थ विहीना।
प्रकृति ध्येय योगी प्रति पूरा, तदपि शेष बहु प्रति बहुतेरा। 22।

भावार्थ–

जो योगी कर्म–फल भोगकर, कर्म–निर्जरा कर अपनी दुरूह साधना के बल पर योग अनुष्ठान से आत्म–साक्षात्कार कर मोक्ष पा चुके, उनके लिए अब प्रकृति या दृश्य का कोई अर्थ नहीं और कोई प्रयोजन भी नहीं रहा; क्योंकि अब योगी का प्रयोजन आत्म–साक्षात्कार और मुक्ति के रूप में सिद्ध हो गया। किंतु जो अन्य आत्मा अपवर्ग नहीं पा सकीं, उनके लिए प्रकृति अथवा दृश्य उनके कर्म, भोग व मोक्ष के लिए यथावत् विद्यमान प्रयोजन–युक्त व सार्थक हैं; साथ ही यथावत् भी हैं।

Though fallen away from him who have reached the goal, things seen have not also fallen away, since they will exit for others.

मूल सूक्त–

स्वस्वामिशक्त्योः स्वरूपोपलब्धिहेतुः संयोगः॥ 23॥

काव्यानुवाद–

प्रकृति पुरुष संबंधन सेतु, निज–निज रूप बतावन हेतु।
भोग चुकें जब निज–निज भोगा, अर्थहीन इनके संयोगा। 23।

भावार्थ–

स्व शक्ति, स्वामी शक्ति के अपने-अपने स्वरूपों में उपलब्ध होना ही संयोग है। जैसा कि इस सूक्त से स्पष्ट ध्वनित है।

प्रकृति और पुरुष का संबंध सेतु मनुष्य को उसका आत्म-स्वरूप, सत्य-स्वरूप का बोध कराते हुए मोक्ष प्रदान करना है, अतः स्वरूप उपलब्धि हेतु ही पुरुष-प्रकृति का संयोग है। दृश्य प्रकृति के नाना स्वरूपों को देखकर जो संस्कार बनते हैं, उनका भोग और ज्ञान से उनका उन्मूलन एवं बोध से आत्म-स्वरूप को जानते ही संयोग निष्प्रयोजन हो जाता है।

The association of the seer with things seen is the cause of the realising of the nature of things seen, and also realising the nature of the seers.

मूल सूक्त–

तस्य हेतुरविद्या॥ 24॥

काव्यानुवाद–

यद्यपि चेतन पुरुष असंगा, तदपि प्रकृति जड़ हो यदि संगा।
अस संयोग मूल अज्ञाना, सोइ जाने जो होत सुजाना। 24।

भावार्थ–

उस संयोग अर्थात् प्रकृति और पुरुष का संयोग जो भासता है, उसका कारण अविद्या, अज्ञान और भ्रमित माया है; क्योंकि नित्य से अनित्य का संयोग कभी हो ही नहीं सकता। आत्मस्वरूप का ज्ञान होते ही अज्ञान का नाश भी स्वयं ही हो जाता है; जैसे प्रकाश होते ही तम तिरोहित हो जाता है। अज्ञान का नाश होते ही संयोग का प्रयोजन भी शेष हो जाता है। जैसे ही प्रकृति के सारे प्रपंचों का भ्रमित आवरण हटता है, ऋत ज्ञान उद्भासित होता है, संयोग निष्प्रयोजित हो जाता है।

The cause of this association is the darkness of ignorance.

मूल सूक्त–

तदभावात्संयोगाभावो हानं तद्दृशेः कैवल्यम्॥

काव्यानुवाद–

जब होई अज्ञान निशेषा, तब संयोग स्वतः होइ शेषा।
पुनरपि जनम-मरण नहिं कोई, आत्मा का कैवल्य है सोई।25।

भावार्थ–

प्रकृति (माया) और पुरुष (आत्मा) इन दोनों का एकत्व तो होता ही नहीं, अज्ञानपरक दृष्टि से केवल भासता है। ज्ञानपरक दृष्टि से आत्मस्वरूप का बोध होते ही इन दोनों का संयोग स्वतः ही शेष हो जाता है और जन्म-मरण के दारुण दुःखों का विनाश हो जाता है। अब किसी से योग, वियोग और संयोग सब अर्थहीन हो गए। अपने नित्य बोध-स्वरूप में स्थित होते ही केवल कैवल्य घटित होता है—अकेला, सर्वथा अकेला, नितांत अकेला आत्मस्वरूप ही शेष रहता है, आत्मस्वरूप ही शुद्ध-स्वरूप है। चेतना का भटकाव रुकते ही केवल चैतन्य बचता है।

The bringing of this association to an end, by bringing the darkness of ignorance to an end, is the great liberation: this is the Seer's attainment of his own pure being.

मूल सूक्त–

विवेकख्यातिरविप्लवा हानोपायः ॥ 26 ॥

काव्यानुवाद–

कर्म विनाशक मुक्ति उपाया, तासों ज्ञान विवेक कहाया।
लीन भयो चित कारण मूला, सकल कलेशा मिटहिं समूला।26।

भावार्थ–

प्रकृति के गुण व कार्य; इंद्रियों व देह के क्रिया-कलाप; मन, बुद्धि, चित्त, अहंकार—इनका यथार्थ स्वरूप अर्थात् इनकी अनित्यता का ज्ञान—आत्मा के यथार्थ स्वरूप अर्थात् आत्मा की नित्यता का ज्ञान होते ही प्रकृति और पुरुष के स्वरूप का पृथक्-पृथक् यथार्थ ज्ञान होता है। नित्य और अनित्य का ज्ञान ही 'विवेक ख्याति' या 'विवेक ज्ञान' है। जिसने आत्मा को जान लिया, उसका संसार स्वयं छूट जाता है और इस बिंदु पर चित्त शुद्ध ज्ञान से कैवल्य की ओर अभिमुख हो जाता है। यह ज्ञान संकल्प-विकल्प से परे निर्विकल्प, निर्मल और निश्चल होकर 'अविप्लव विवेक ज्ञान' कहलाता है। यह 'विवेक ज्ञान' ही 'हानोपायः' (मुक्ति का उपाय) है।

प्रकृति तो जहाँ-की-तहाँ ही रहती है, किंतु चित्त के मूल कारण बिंदु पर जाते ही सारा रूपांतरण हो जाता है। आत्मज्ञान के अभाव का नाम संसार है। अतः संसार छोड़ने से आत्मज्ञान नहीं होता। आत्मज्ञान होते ही संसार स्वयं छूट जाता है। पहला भ्रम है, दूसरा ज्ञान है।

आत्म-रूप को यथार्थ रूप में जान लेना ही मुक्ति है। अब चित्त अपने कारण में विलीन हो जाता है। अपने उद्‌गम में लीन होना ही पूर्णता की परिभाषा है; क्योंकि जो मूल स्रोत है, वही विलीन बिंदु भी है। वर्तुल वहीं पूरा होता है, जहाँ से आरंभ हुआ। जीवन की सारी गति वर्तुलाकार है, मंडलाकार है।

A discerning which is carried on without wavering is the means of liberation.

मूल सूक्त–

तस्य सप्तधा प्रान्तभूमिः प्रज्ञा ॥ 27 ॥

काव्यानुवाद–

ज्ञान विवेक प्रखर जिन कीन्हा, योगी प्रवर सिद्ध तिन चीन्हा।
प्रज्ञा ज्ञान प्रखर उत्कर्षा, सात प्रकार उजागर हर्षा। 27।

भावार्थ--

विवेक ज्ञान से जगत् से उपराम हुआ योगी का निर्मल चित्त सर्वथा विरत, असंपृक्त, दृढ़-निष्ठ होकर उत्कृष्ट प्रज्ञा (श्रेष्ठ बुद्धि) से युक्त होता है।

पहली चार—'कार्यविमुक्ति प्रज्ञा' हैं।

दूसरी तीन—'चित्तविमुक्ति प्रज्ञा' हैं।

1. ज्ञेय-शून्य अवस्था

जाननि जोग शेष कछु नाहीं, जगत् नसावनहार नसाहीं। 1।

इस जगत् में जो भी जानने योग्य था, जान लिया। अब कुछ भी जानने को शेष नहीं रहा, अर्थात् जगत् के नश्वर, अनित्य और क्षणभंगुर स्वरूप को जान लिया। सुख का वास्तविक स्वरूप जान लिया कि हर सुख अंततः दुःख ही है, अतः सुखों की निःसारता के आभास ही शाश्वत सुखों के पास ले गए।

2. हेय-शून्य अवस्था

द्रष्टा दृश्य योग निःशेषा, हेतु हेय को होत विशेषा। 2।

द्रष्टा और दृश्य के संयोग-जनित हेय हेतु का पूर्ण अभाव हो गया। अतः अब कुछ भी अभाव करने को शेष नहीं रहा। भाव-विभाव के प्रभाव का अभाव हो गया।

3. प्राय-प्राप्त अवस्था

पाय लियो जेहि पावन हारा, अथ कैवल्य समाधि द्वारा।

निर्विकल्प समाधि के द्वारा कैवल्य अवस्था को पा लिया। जो कुछ पाना था पा लिया, अतः अब और कुछ पाना शेष नहीं रहा; क्योंकि मेरी आत्मा अपने शुद्ध स्वरूप में मेरे प्रयास से पहुँच चुकी।

4. चिकीर्षा-शून्य अवस्था

जो कछु करनहार करि लीनो, करम शेष भव जनम न लीनो।

जितने भी कृत कर्म थे, सब कर लिये, अब कुछ भी करना शेष नहीं रहा।

चित्त-विमुक्ति प्रज्ञा

चित्त की कृतार्थता।

1. भोग त्याग सब चित्त चुकाई, अब कछु शेष प्रयोजन नाईं।

सब दीना-पावना चुक गया। भोग और त्याग के सारे व्यापार शेष हो गए। भोग और त्याग मेरे लिए अपने अर्थ खो चुके। अब उनसे मेरा कोई लेना-देना नहीं।

2. गुणलीनता

कारण रूप गुणन चित लीना, अब कछु शेष नाहिं सब कीना।

चित्त अपने ही गुणों अर्थात् अपने ही कारण में विलीन हो रहा है। चित्त के रहने का अब कोई प्रयोजन भी नहीं, क्योंकि उसका अब कोई कार्य शेष नहीं है।

3. आत्म-स्थिति

गुणातीत भये पुरुष अनूपा, अचल भाव स्थित निज रूपा।

निर्विकल्प समाधिस्थ योगी त्रिगुणों के पार का पथगामी है। गुणातीत होकर निज स्वरूप में अविचल व निर्विकार होकर दृढ़ता और अचल भाव से स्थित है।

His illumination has seven folds, rising in successive stages.

मूल सूक्त–

योगाङ्गानुष्ठानादशुद्धिक्षये ज्ञानदीप्तिराविवेकख्यातेः ॥ 28 ॥

काव्यानुवाद–

वर्णित योग अंग जो सोई, समुचित अनुष्ठान जब होई।
ज्ञान दीप्त मन निर्मल वाचा, ख्यातिविवेक पूर्ण तिन साँचा। 28।

भावार्थ–

योग के आठ अंगों का समुचित पालन होने से साधक का चित्त विकार-विहीन होकर निर्मल और शुद्ध होता है। ज्ञान के प्रकाश से आलोकित होकर

विवेकख्याति की उच्च अवस्था तक जाता है, जो वस्तुतः गुणातीत, इंद्रियातीत, अहंता से परे आत्म-स्वरूप की सूक्ष्म अवस्था है।

From steady fast following after the means of Yoga, until impurity is worn away, there comes the illumination of thought.

मूल सूक्त–

यमनियमासनप्राणायामप्रत्याहारधारणाध्यानसमाधयोऽष्टावङ्गानि ॥ 29 ॥

काव्यानुवाद–

यम नियमासन प्राणायामा, प्रत्याहार धारणा ध्याना।
ये समाधि के आठों अंगा, योगहिं अंग व कथित प्रसंगा। 29।

भावार्थ–

यम, नियम, आसन, प्राणायाम, प्रत्याहार, धारणा, ध्यान और समाधि—ये आठ योग के अंग हैं। इनका विवरण और विवेचन आगे के सूत्रों में है।

The eight means of Yoga are: the commandments, the Rules, Right poise, Right control of the life-force, Withdrawal, Attention, Meditation, Contemplation.

मूल सूक्त–

अहिंसासत्यास्तेयब्रह्मचर्यापरिग्रहा यमाः ॥ 30 ॥

काव्यानुवाद–

सत्य अहिंसा अरु अस्तेया, ब्रह्मचर्य अपरिग्रह श्रेया।
विषय आंतरिक यम के पाँचों, यह आरंभ योग विधि साँचो। 30।

भावार्थ–

अहिंसा, सत्य, अस्तेय, ब्रह्मचर्य और अपरिग्रह—ये पाँच यम हैं।

अहिंसा—मन, वाणी और देह कर्म से किसी को पीड़ा न देना अहिंसा

है। मन, वचन और कर्म का क्रम बहुत गहरा और अर्थपूर्ण है। मन से अहिंसा अर्थात् मन में भी कभी किसी को दुःख देने का विचार तक न आए, क्योंकि विचार के विषय ही वाणी वचन बनते हैं और वही कर्म में परिणत होते हैं। मन ही सबका मूल है। विचार मन का ही स्वरूप है। अतः मूल मन का संयमन और शुचिता 'यम' का प्रथम सूत्र है। मन ही मनीषी हो जाता है।

सत्य—सत्यं परं धीमहि।

तथ्य जैसा है, वैसा ही यथावत् बोलना 'सत्य' है; किंतु किसी को पीड़ा या क्लेश न हो, अतः—सत्यं ब्रूयात् प्रियं ब्रूयात्।

वाणी की पवित्रता का नाम सत्य है।

अस्तेय—भावनाओं की पवित्रता का नाम 'अस्तेय' है। दूसरे के स्वामित्व की वस्तुओं को लेने की कुटिल चेष्टा, बिना पूछे लेना, झूठ या छल-कपट करना अस्तेय अथवा चोरी है।

ब्रह्मचर्य—ज्ञानेंद्रियों की पवित्रता का नाम ब्रह्मचर्य है। इंद्रियों की चपलता को संयम से निग्रह करते हुए, चित्त को वासना आदि के विचारों से दृढ़ता से निवृत्त करते हुए मन, चित्त, बुद्धि का संयम ही ब्रह्मचर्य है। दृढ़ संयम योग का आधार है। इंद्रियों का विषयों में रस, आकर्षण और चिंतन का न होकर ब्रह्म की अनुभूति को उन्मुख चित्त ब्रह्मचर्य है।

अपरिग्रह—वस्तुओं का संचय न करना अपरिग्रह है। अनावश्यक वस्तुओं का संचय जीवन को अव्यवस्थित, व्यर्थ की चिंताएँ और वृत्तियों को मोहग्रस्त करते हैं। वस्तुओं का संचय नहीं करें। यदि अधिक हैं तो कम करना अपरिग्रह है। अपरिग्रह जड़ पदार्थों के प्रति व्यर्थ मोह और राग को कम करने की प्रक्रिया है; क्योंकि जिस भी वस्तु से राग है, चित्त उसके हित और संरक्षण में ही लगा रहता है। जहाँ प्रियता होती है, वहीं निजता पनपने लगती है और निजता होते ही उसके संरक्षण, वृद्धि और हित में वृत्तियाँ पूरे मनोवेग से तत्पर हो जाती हैं। इस प्रक्रिया में अनजाने ही वस्तु संग्रह, वस्तु संरक्षण और प्रियता से जड़ता बढ़ती है। साधना का पथगामी को जड़ता और भावुकता दोनों से निर्भार होना है, मन को खाली करना है।

The commandments are these: non-injury, truthfulness, abstaining from stealing, from impurity, from covetousness.

मूल सूक्त–

जातिदेशकालसमयानवच्छिन्नाः सार्वभौमा महाव्रतम् ॥ 31 ॥

काव्यानुवाद–

देश काल अरु जाति निमित्ता, इनसों परे होय जब सत्ता।
तबहिं महाव्रत 'यम' कहलाई, सबहिं सुलभ सबहीं सुखदाई। 31।

भावार्थ–

सार्वकालिक, सार्वदेशिक और सार्वभौमिक सत्ता-युक्त उपर्युक्त 'यम' महाव्रत हैं। जाति, देश, काल की सीमा से परे अर्थात् हर अवस्था में ये सत्यापित सिद्धांत, अपरिवर्तनीय और शाश्वत हैं। इसीलिए ये 'महाव्रतम' हैं। योग-साधना में पूर्ण और निर्बाध मोक्ष के लिए साधक को अविच्छिन्न रूप से ही अहिंसा, अस्तेय, सत्य, ब्रह्मचर्य, अपरिग्रह के महाव्रत का पालन करना है।

'यम' के महाव्रत की शाश्वती अविच्छिन्न होते हुए भी जगत् में रहते हुए मनुष्यों के संकल्प-विकल्प के कारण ये विच्छिन्न हो जाते हैं और देश, काल, जाति के संकल्प-विकल्प के कारण शिथिल भी हो जाते हैं; जैसे—किसी का संकल्प हो कि मैं मछली के अतिरिक्त किसी अन्य जीव की हिंसा नहीं करूँगा। यह जाति अविच्छिन्न अहिंसा है। अमुक समय से अमुक समय तक हिंसा नहीं करूँगा, यह काल अविच्छिन्न अहिंसा है। या अमुक पवित्र क्षेत्र में हिंसा नहीं करूँगा, तो यह देश या स्थान अविच्छिन्न अहिंसा है।

The commandments, not limited to any race, place, time or occasion, universal, are the great obligation.

मूल सूक्त–

शौचसन्तोषतपःस्वाध्यायेश्वरप्रणिधानानि नियमाः ॥ 32 ॥

काव्यानुवाद–

तप संतोष शौच अरु अध्ययन, ईश्वर शरण पाँच ये नियमन।
अंतस ब्रह्म पुनीत कराई, योग सिद्धि सब बहुत सहाई। 32।

भावार्थ–

शौच, संतोष, तप, स्वाध्याय और ईश्वर-प्रणिधान नियम के अंतर्गत आते हैं। यम-नियम संयम और संकल्प के ही अंग-उपांग हैं, जो वस्तुतः अनुशासन, संयम और व्यवस्था के आधार भी हैं। योग हो या जीवन का अन्य कोई पक्ष, पूर्ण सफलता के लिए यम-नियम की व्यवस्था अपरिहार्य है। अनुशासन और व्यवस्था का संयमन नियम से ही होता है।

शौच (शुद्धता)

योग के नियमों में शौच के अंतर्गत तन-मन दोनों की शुद्धता से संबंध है। तन की बाह्य शुद्धता, सात्त्विक शुद्ध आहार, स्वच्छ वस्त्र, शिष्ट व संयत व्यवहार और मन की शुद्धता में अंतर्मन का सत्य, सात्त्विक चिंतन, पवित्र विचार, सत्य वाणी, अस्तेय—संक्षेप में मनसा, वाचा और कर्मणा तीनों से शुद्ध, सात्त्विक और पवित्र शौच नियम के अंतर्गत है।

संतोष

संतोष थमे हुए मन का लक्षण है। संतोष का गुण संयत चित्त का परिणाम है। जीवन में अपने प्रयास, साधनों और परिश्रम से जो भी उपलब्ध हो, उसे प्रसन्न मन से स्वीकार करना संतोष है। संतोष ही परम धन और आंतरिक शांति का मूल है।

तप

शुभ संकल्प और सात्त्विक लक्ष्य को पाने के लिए होनेवाले कष्ट और त्याग का नाम 'तप' है। तापसी प्रव्रज्या एक ऊँची अवस्था है। इसके कठोर नियमन से निर्मलीकरण तो होता ही है, संस्कार भी गलते हैं।

स्वाध्याय

आध्यात्मिक साहित्य, चारित्रिक दृढ़ता के महापुरुषों की जीवनी एवं स्वस्थ साहित्य से आत्मोन्नति और मनोभूमि में चारित्रिक दृढ़ता का समावेश होता है। स्वाध्याय—स्व-अध्ययन अर्थात् आत्म-निरीक्षण करने की भी प्रक्रिया है। जहाँ ग्रंथ, संत और एकांत है, समझो कि मुक्ति के सूत्र मिल गए।

ईश्वर-प्रणिधान

ईश्वर में अटल दृढ़ विश्वास से श्रद्धा और समर्पण करना ईश्वर-प्रणिधान या शरणागति है। सभी कर्म निष्काम भाव से करना और कर्मफल ईश्वर को समर्पित करते हुए जीवन में मिले, सभी सुख-दुःख ईश्वर-प्रदत्त मानकर हर्ष व शोक में सम्यक् अवस्था का होना ही ईश्वर-प्रणिधान है।

The rules are these: purity, serenity, fervent aspiration, spiritual reading, and per feet obedience to the Master.

मूल सूक्त–

वितर्कबाधने प्रतिपक्षभावनम्॥ 33॥

काव्यानुवाद–

केहु कारण यदि जगहिं वितर्का, तर्क कुतर्क सों रहहुँ सतर्का।
यम नियमादि विरोधी ब्याधि, बाधित इन सों होत समाधि। 33।

भावार्थ–

जीवन में कभी ऐसे प्रसंग भी आते हैं, जब सत्य आहत होते हैं। तब यम-नियमादि को त्याग देने को मन तत्पर होकर प्रतिशोध को तत्पर हो जाता है। यह बहुत संवेदनशील मोड़ है, अतः विरोधी व हिंसक विचारों को निर्मूल करने के लिए विरोधी विचारों में दोष-दर्शन रूप प्रतिपक्ष के भाव भरने चाहिए, जिससे विकारी भाव प्रबल न हो पाए। वितर्क में समाहित नकारात्मक ऊर्जा संगृहीत की हुई सकारात्मक ऊर्जा को नष्ट कर चित्त को निषेध की अवस्था

में लाकर विषादमय कर समाधि को बाधित करती है। विरोधी विचार विकारों के स्रोत हैं, अतः उनमें दोष-दर्शन रूप प्रतिपक्ष की भावना रखनी चाहिए। विकारों से होनेवाले दुष्परिणामों का विचार करने से मन विकारों में प्रवृत्त होने से रुक जाता है।

When transgressions hinder, the weight of the imagination should be thrown on the opposite side.

मूल सूक्त–

वितर्का हिंसादयः कृतकारितानुमोदिता लोभक्रोधमोहपूर्वका मृदुमध्याधिमात्रा दुःखाज्ञानानन्तफला इति प्रतिपक्षभावनम् ॥ 34 ॥

काव्यानुवाद–

क्रोध लोभ अरु मोह विकारा, दुःख अनंत इनको प्रतिकारा।
जब प्रतिपक्ष भावना जागहिं, हिंसा भाव वितर्का त्यागहिं। 34।

भावार्थ–

यम-नियमादि के विरोधी, अर्थात् वितर्क भाव हिंसा-प्रतिशोध आदि हैं जो तीन प्रकार से होते हैं—स्वयं किए हुए, दूसरों से करवाए हुए और समर्थन या अनुमोदन पाए हुए। इन वितर्कों के मूल कारण क्रोध, लोभ, मोह, अहंकार आदि हैं। ये कभी कम, मध्यम या अतिरेक रूप में साधक के चित्त को आक्रोशित, उत्तेजित और विचलित करते हैं। उस समय साधक को विवेक जाग्रत् कर सोचना चाहिए कि हिंसक विचारों के मूल में कितने विकार हैं, जो पतन की ओर ले जाते हैं। जीवन को दुःखमय और असहाय बना देते हैं, जिनके प्रतिफल संस्कार बनकर जन्म-जन्मांतर तक पीछा करते हैं। अतः यम-नियमों का पालन ही श्रेयस्कर है। पुनः-पुनः इन विचारों को करना ही 'प्रतिपक्ष भावना' है। वितर्कों में दोष-दृष्टि रखने से विकारों से मुक्ति सहज और सुलभ है।

Transgressions are injury, falsehood, theft, incontinence, envy, whether committed or caused, or assented to, through greed, wrath, or infatuation, whether faint, or middling, or excessive, bearing endless, fruit of ignorance and pain. Therefore, must the weight be case on the other side.

मूल सूक्त–

अहिंसाप्रतिष्ठायां तत्सन्निधौ वैरत्यागः ॥ 35 ॥

काव्यानुवाद–

दृढ़तर जबहिं अहिंसा होई, तेहि पर कृपा ब्रह्म की होई।
बैर भाव त्यागहिं सब प्राणी, स्नेह भाव मन प्रीति समानी। 35।

भावार्थ–

भय और वैर से मुक्ति पाना हो तो अहिंसा को अपनाना होगा। अहिंसा के भाव में दया, करुणा, प्रेम, क्षमा, धैर्य, सत्य, संयम जैसे दिव्य गुणों का समावेश है और दिव्य गुणों के संवहन से ही चित्त में, व्यवहार में दिव्यता आती है और दिव्य गुणों का विकास ब्रह्म की कृपा का ही स्वरूप है। अत: 'अहिंसा परमो धम:' में जीवन का संपूर्ण दर्शन समाहित है।

अहिंसा का वरण जीवन की दृष्टि ही बदल देता है और अहिंसा के परमाणु इतने सूक्ष्म होते हैं कि पूरा परिवेश प्रेममय हो जाता है। यहाँ तक कि आस-पास के पशु-पक्षी भी प्रेम के परमाणुओं से आकर्षित होते हैं। पौराणिक ग्रंथों के दृष्टांतों में ऋषियों के आश्रम में पशु-पक्षियों के आकर्षण के वृत्तांत हैं—हित-अनहित पशु-पक्षी जाने। अहिंसा का दर्शन बृहत् और गूढ़ है, क्योंकि अहिंसा में जीवन के सभी पक्षों का सात्त्विक नियमन है। मन, वचन और कर्म तीनों से अहिंसक होना कठोर तप है।

Where non-injury is perfected, all enmity ceases in the presence of him who possesses it.

मूल सूक्त–

सत्यप्रतिष्ठायां क्रियाफलाश्रयत्वम् ॥ 36 ॥

काव्यानुवाद–

जेहि की सत पर दृढ़ परतीती, योगिन वचन सत्य मय कीती।
वचन सत्य मय सिद्ध हों साँचे, योगी जो वर्चस्वी वाँचे। 36।

भावार्थ–

जब योगी की मन:स्थिति सत्य में दृढ़ व प्रतिष्ठित हो जाती है तो उसकी वाणी में सत्य का बल आ जाता है। वह सत्यान्वेषी योगी सत्य मंडल की ऊर्जा से ऊर्जस्वलित होता है और सत्य स्वयं ब्रह्म-स्वरूप है। 'सत्यमेव जयते' (मुंडक उपनिषद्, प्रथम खंड, मंत्र 6) का उद्घोष सृष्टि को ऋषियों और योगियों ने दिया। दृष्टांतों के अनुसार सत्यव्रत ऋषियों के वचन (आशीष या श्राप) फलित होते थे। ध्यान देने का तथ्य है कि 'सत्यव्रत' होना चाहिए।

हृदयेन सत्यम्–यजुर्वेद

वाच: सत्यमशीय—यजुर्वेद, 39/4

मैं वाणी से सदा सत्य बोलूँ।

यहाँ स्वामी दयानंद का लिखा एक दृष्टांत सटीक है।

एक व्यक्ति ने स्वामी दयानंदजी से कहा, 'मेरा बेटा गुड़ बहुत खाता है, कृपया आप समझाएँ।' स्वामीजी ने कहा कि पाँच दिनों बाद आना। वह व्यक्ति बेटे को लेकर पाँच दिनों के बाद गया। बेटे से कहा, 'बहुत गुड़ खाना स्वास्थ्य के लिए ठीक नहीं आदि।' 'स्वामीजी, यह बात तो आप उस दिन भी कह सकते थे।'' स्वामीजी ने कहा, 'उस दिन तक मैं भी गुड़ बहुत खाता था, अत: मेरे पास सत्य की शक्ति नहीं थी। इन पाँच दिनों में मैंने स्वयं गुड़ खाना छोड़ा है। उस दिन तक मेरी वाणी में सत्य की शक्ति नहीं थी, अत: मेरे उपदेश का असर भी नहीं होता।'

योग-दर्शन के इस सूक्त के परिप्रेक्ष्य में यह दृष्टांत इस सूक्त का अनुमोदन करता है। सार यह है कि—जिन शब्दों के पीछे सत्य की शक्ति है, प्रभाव और ओज उसी की वाणी में होता है।

When he is perfected in truth, all acts and their fruits depend on him.

मूल सूक्त–

अस्तेयप्रतिष्ठायां सर्वरत्नोपस्थानम्॥ 37॥

काव्यानुवाद–

जिन अस्तेय भावना जीती, सकल रत्न संभव परतीती।
ताहि दिखैं रत्नाकर सगरे, भूगर्भा नीहित अति गहरे। 37।

भावार्थ–

अस्तेय भाव को निर्मूल करने की क्षमता जब योगी में आती है तो पृथ्वी के गर्भ में निहित सभी रत्नों का ज्ञान योगी को हो जाता है। शब्दों से इस सूक्त के यही अर्थ सिद्ध होते हैं; किंतु भावपरक थोड़ा गहराई में प्रवेश करना होगा।

रत्नों से अर्थ पृथ्वी के अंतस में छुपे पदार्थों और रहस्यों से लिया जा सकता है; जैसे—जल राशि, भूगर्भ स्थिति, अनेको खनिज पदार्थ—लोहा, सोना, पेट्रोलियम, ऊर्जा के अन्य उत्तम पदार्थ आदि। भूमि को इसीलिए 'रत्नाकर' भी कहा जाता है, अत: रत्न का अर्थ यहाँ संकीर्ण नगीनों से नहीं, वरन् भूगर्भ में स्थित सभी अनमोल द्रव्यों से है।

वस्तुत: योग के संदर्भ में रत्नों या मणियों से योगी को क्या प्रयोजन या संबंध हो सकता है। योग की दृष्टि में तो 'तीन लोक की संपदा और इंद्र लोक के भोग, काग बीट सम गिनत हैं वीतराग के लोग'।

योगी की दृष्टि योग-बल से इतनी क्षमता-युक्त हो जाती है कि पृथ्वी की तहों में निहित द्रव्यों-पदार्थों का आभास पा लेते हैं। यह योग-बल से मिली अतीव पराशक्ति का द्योतक है।

Where cessation from theft is perfected, all treasures present themselves to him who possesses it.

मूल सूक्त–

ब्रह्मचर्यप्रतिष्ठायां वीर्यलाभः॥ 38॥

काव्यानुवाद–

ब्रह्मचर्य दृढ़ होइ प्रतिष्ठा, योगी योगहिं संग घनिष्ठा।
देह बुद्धि मन शक्ति अपारा, बल अपूर्व ओजस भंडारा। 38।

भावार्थ–

व्यक्ति के उत्थान में आत्मा साथ देती है और पतन में वासनाएँ साथ देती हैं। इंद्रियों के विषय और वासनाओं पर नियंत्रण एवं चित्तवृत्तियों का निरोध ही योग है। अनेको चित्तवृत्तियों में सर्वाधिक वासनाएँ ही व्यक्ति को पथभ्रष्ट करती हैं। ब्रह्मचर्य में दृढ़ स्थिति और इंद्रियों पर पूर्ण नियंत्रण होने पर योगी में अपूर्व शक्ति, ओजस्विता और प्रखर प्रभामंडल का विकास होता है, एक अद्‌भुत आकर्षण और चुंबकीय शक्ति प्रस्फुटित होती है। अपने प्रभामंडल के कारण योगी सामान्य व्यक्ति से सर्वथा पृथक् प्रतीत होता है। वासनाओं से बँधा चित्त ही बंधन है। वासनाओं का क्षय ही मोक्ष है और ब्रह्मचर्य वासनाओं को निर्मूल करने की आंतरिक व गहन वैचारिक प्रक्रिया है, जिससे इंद्रिय में स्वयं ही अनुशासन और संयम की क्षमता आ जाती हैं।

For him who is perfect in continence, the reward is valor and virility.

मूल सूक्त–

अपरिग्रहस्थैर्ये जन्मकथन्तासम्बोधः ॥ 39 ॥

काव्यानुवाद–

सिद्ध अपरिग्रह दृढ़तर जोई, जनम कथा संभव सब सोई।
वर्तमान गत जनम दिखाई, अस योगी सब देत बताई। 39।

भावार्थ–

संग्रह और संचय मन की कमजोरी है; क्योंकि मन चाहता है कि धन, वस्तु, इंद्रिय-सुख के पदार्थ, ऐश्वर्य के साधन अधिक-से-अधिक संचय कर

लूँ। सबकुछ मेरा हो जाए। संग्रह, संगृहीत और संग्रहकर्ता का इसी दुराग्रह में जीवन जाता है; किंतु संग्रह साथ नहीं जाता। जैसी मन की वृत्ति होती है, संग्रह भी वही होता है। लोभी धन, कामी वासनाएँ, कृपण कबाड़ और ज्ञानी पुस्तकें एकत्रित करता है। संग्रह में प्रियता है तो निजता भी वहीं है। अतः मन प्रिय के संरक्षण की चिंता में रहकर सदा पहरा देता है। इस तरह तन कहीं भी हो, मन वहीं—प्रियता में है। इस अवस्था में योग और अध्यात्म का होना संभव नहीं है, अतः अपरिग्रह सुदृढ़ अपरिग्रह अध्यात्म जगत् में प्रवेश की प्राथमिक प्रक्रिया है कि 'स्वयं को खाली करो', अर्थात् अनावश्यक विचारों से स्वयं को मुक्त करो। व्यर्थ विचारों और व्यर्थ वस्तुओं को छोड़ो।

Where there is firm conquest of possessiveness, he who has conquered it awakes to the how and why of life.

संबंध : नियमों के पालन का परिणाम

मूल सूक्त–

शौचात्स्वाङ्गजुगुप्सा परैरसंसर्गः ॥ 40 ॥

काव्यानुवाद–

मिटहिं आकर्षण और अभीप्सा, आपुनि अंग सों होइ जुगुप्सा।
दूसर को संसर्ग न भावै, शौच नियम पालन अपनावै। 40।

भावार्थ–

शौच का अर्थ है, शुद्धता, अर्थात् अशुद्धता को हटाने का प्रयास। यद्यपि देहिन देह में ही रहकर धरती पर आती है। यह पृथ्वी कर्मभूमि है, जिसमें देहिन की शक्ति से ही देह कर्म करती है। कर्म उत्कर्ष हैं या निकृष्ट, यह देहधारी के संस्कारों पर निर्भर है; किंतु इंद्रियों के सुखों का आकर्षण इतना प्रबल है कि जीव देह का लक्ष्य भूलकर केवल देह को पोषित, सजाने और आकर्षक बनाने में जीवनपर्यंत लगा रहता है। योग-प्रवृत्त साधकों का विविध अंगों में सौंदर्य दृष्टि भाव न होकर, ये तो अशुद्ध पदार्थ-विसर्जन के अंग

हैं, इस भाव से देह से विरक्ति हो जाती है। यह अनासक्ति विरक्त होने में सहायक भी है। इंद्रियों के सुख-साधना में विकट व्यवधान होते हैं। योग जगत् में अनेक दृष्टांत आते हैं, जिनमें ऊँची अवस्था में जाकर भी इंद्रिय सुख के आकर्षण में पतन हुआ है। इंद्रियों में अपवित्र भाव इंद्रियों के आकर्षण को कम करने में सहायक होते हैं।

अध्यात्म और योग के साधक देह को साध्य नहीं, मात्र साधन मानते हुए यथार्थ दृष्टि रखते हैं। यथार्थ दृष्टि होते ही आकर्षण नहीं वरन् अपने ही अंगों से जुगुप्सा होने लगती है। किसी के संसर्ग से भी अरुचि और विरक्ति होती है, अतः यह भाव इंद्रियों को शांत करने में भी सहायक है।

Through purity a withdrawal from one's own bodily life, a ceasing from infatuation with the bodily life of others.

मूल सूक्त–

सत्त्वशुद्धिसौमनस्यैकाग्र्येन्द्रियजयात्मदर्शनयोग्यत्वानि च ॥ 41 ॥

काव्यानुवाद–

मुदिता मन अंतस की शुद्धि, चित्त एकाग्र सत्य मय बुद्धि।
आत्म-बोध इंद्रिन को निग्रह, संभव होवै शुद्धि अनुग्रह। 41।

भावार्थ–

देह की शुद्धि बाह्य शुद्धि है, किंतु अंतर्मन की शुद्धि योग की आधार भूमि है। अंतर्मन की मनोभूमि में प्रसन्न मन, एकाग्रचित्त, इंद्रियों का संयम व निग्रह, शुद्ध व पवित्र अंतःकरण और आत्म-बोध की तीव्र चाह—ये पाँचों भी अपरिहार्य तत्त्व हैं, जिनकी सामर्थ्य और योग्यता शुद्धीकरण का पालन करने से मिलती है। बाह्य देह की स्वच्छता और शुद्धि से मन प्रसन्न होता है। मन मुदित हो तो चित्त की चंचलता थमकर एकाग्रता बढ़ती है, इंद्रियों का भटकाव रुकता और संयमित होता है, राग-द्वेष थम जाते हैं। इस प्रकार क्रमशः आत्म-बोध और आत्म-साक्षात्कार की योग्यता मिलती है।

To the pure of heart come also a quite spirit, one-pointed thought the victory over sensuality, and fitness to behold the Soul.

मूल सूक्त–

सन्तोषादनुत्तमसुखलाभः ॥ 42 ॥

काव्यानुवाद–

सुख सर्वोच्च परम संतोषा, सुख समाधि को उत्तम कोषा।
अस समान दूसर सुख नाहीं, सगरे सुख इहि माहिं समाहीं। 42।

भावार्थ–

संतोष परम सुख। संतोष अंदर की शांति है और अंतर्मन की शांति से बाहर की तृप्ति मिलती है। संतोष यहाँ अकर्मण्य होने के अर्थ में नहीं, वरन् सत्यनिष्ठ प्रयास के बाद जो मिला, उसमें संतोष की अवस्था से है; क्योंकि कर्म की पूर्णता और फल तुम्हारे अधिकार से बाहर है। यह भाव आते ही अब और कुछ नहीं चाहिए के बिंदु पर आकर चित्त में लहरों का कंपन रुक जाता है। मन स्थिर और तृप्त है, बस, योग के लिए यही पर्याप्त है। जिन्हें संतोष आ गया, वे सात्त्विक, शांत, प्रसन्न हैं, प्रफुल्लित हैं और निर्भार हैं। संतोष आते ही योग अंतस में घटित होने लगता है, अतः संतोष सर्वोत्तम सुख है। संतोष का अर्थ है—सत्य प्रयास से जो मिला, उसमें ही सुख है।

From acceptance, the disciple gains happiness Supreme.

मूल सूक्त–

कायेन्द्रियसिद्धिरशुद्धिक्षयात्तपसः ॥ 43 ॥

काव्यानुवाद–

तप प्रभाव सों नाश अशुद्धि, हो तब देह इंद्रियाँ शुद्धि।
संपद काय प्रबुद्ध विधाना, सिद्धक दृष्टि विविध बहुयामा। 43।

भावार्थ–

तप कष्टसाध्य प्रक्रिया है, जिसमें कठिन व दुःसाध्य व्रत-उपवास या शुभ लक्ष्य के लिए किया गया शुभ संकल्पित तप है। मन, वचन और कर्म से एवं दृढ़ संकल्पित चित्त से किए गए तप-उपवास से शरीर व इंद्रियों के विकार और अशुद्धियों का क्षय हो जाता है। तप-सिद्धि से शरीर और इंद्रियों विषयक आंतरिक ज्ञान का उद्भव होता है। तन-मन से विकार और अशुद्धियों का निराकरण होने के बाद चित्त निर्मल, पवित्र और निर्भार है।

दिव्य शक्तियों और सतगुणों का प्रवेश होने से सभी इंद्रियों में भी दिव्य शक्तियाँ उतरने लगती हैं। फलतः नेत्र-श्रोत्र में अपूर्व क्षमता आती है। दूर-दर्शन, दूर-श्रवण, दिव्य अनुभूतियाँ, दिव्य आभास, अद्भुत क्षमताएँ आदि प्रकट होने लगती हैं। दिव्य भाव में निमग्न साधक के साथ दिव्य अनुभूतियों का घटित होना सिद्ध दिव्यता के लक्षण हैं।

The perfection of the powers of the bodily venture comes through the wearing away of impurities, and through fervent aspiration.

मूल सूक्त–

स्वाध्यायादिष्टदेवतासम्प्रयोगः ॥ 44 ॥

काव्यानुवाद–

मंत्र जाप स्वाध्याय अनूपा, तासों इष्ट देव जग भूपा।
सुलभ हो जिन साधक जिज्ञासू, तिनके हिय प्रभु प्रेम प्रकासू।44।

भावार्थ–

स्वाध्याय दो अर्थों में प्रयुक्त शब्द है। स्वाध्याय—ग्रंथों का अध्ययन। स्वाध्याय-स्व-अध्ययन अर्थात् आत्मस्वरूप का बोध होना। बिना आत्म-बोध के ग्रंथों का सार आत्मसात् नहीं किया जा सकता है। अतः जिनको आत्म-बोध हो गया है, वे ग्रंथों के मर्म को जानकर स्वाध्याय की शक्ति से जिस भी

देवता के दर्शन की इच्छा करते हैं, उनको दर्शन मिलता है। शुद्ध, बुद्ध और प्रबुद्ध चित्त में दिव्य ऊर्जा और दिव्य चेतना समा जाती है।

Through spiritual reading, the disciple gains communion with the Divine Power on which his heart is set.

मूल सूक्त–

समाधिसिद्धिरीश्वरप्रणिधानात्॥ 45॥

काव्यानुवाद–

शरणागति परब्रह्म अपारा, ईश्वर ही अवलंब हमारा।
प्रभु समाधि का सिद्ध अधारा, तासों महिम न कछु संसारा।45।

भावार्थ–

ईश्वर-प्रणिधान से समाधि सिद्ध हो जाती है।

इस सूक्त का यही शब्दार्थ है, जो बड़ा सहज-सा, सरल-सा प्रतीत होता है; किंतु यही एक शब्द बिंदु है, जिस तक साधक को लाने के लिए योग-दर्शन में अस्तित्व के आंतरिक तत्त्वों का सूक्ष्म विवेचन किया गया है। साधक को परब्रह्म की शरणागति की सर्वोच्च अवस्था तक लाकर अपवर्ग को पाना 'योग' का लक्ष्य है। 'मामेकं शरणं व्रज'—मेरी शरण आ जा, तेरा योगक्षेम अब मेरा उत्तरदायित्व है। 'गीता' में श्रीकृष्ण का इतना महान् आश्वासन। अब भला क्या, क्यों और किसकी चिंता! शरणागत हो जा, साधक की समाधि सिद्धि अब परब्रह्म स्वयं करेंगे। इससे बड़ा ब्रह्मांड में कुछ भी नहीं, किंतु ईश्वर-प्रणिधान—ईश्वर समर्पण कोई साधारण बात नहीं। मनसा, वाचा, कर्मणा सकल इंद्रियों के संकायों का निषेध, आंतरिक सूक्ष्मतम, अहंशून्य और अस्तित्व-विहीन अवस्था—ईश्वर-प्रणिधान तक आने के लिए अपरिहार्य है। सहज मार्ग के संत श्रीरामचंद्र ने इस अवस्था के लिए लिखा है कि 'तुम्हें फूलों की सुगंध से भी अधिक भारहीन और सूक्ष्म होना है।' तब अंत में साधक पुकार उठता है—'वासुदेवः सर्वम्';

किंतु 'वासुदेवः सर्वम्' का अनुभव कर पाने की योग्यतावाला साधक महा दुर्लभ होता है। स्वयं वासुदेव 'गीता' में कहते हैं—

बहूनां जन्मनामन्ते ज्ञानवान्मां प्रपद्यते।
वासुदेवः सर्वमिति स महात्मा सुदुर्लभः॥

—गीता, 7/19

बहुत जन्मों के अंत में अर्थात् मनुष्य जन्म में सबकुछ वासुदेव का ही है—ऐसा ज्ञानवान् जो मेरी शरण होता है, वह महात्मा अत्यंत दुर्लभ है।

चेतना का हर पल व निमिष चैतन्य से जुड़ाव में रहता हो, अनन्य भाव से ब्रह्मत्व में समा गया हो एवं ब्रह्मत्व से आते हुए अपनत्व के ध्यान उन्माद में जो बेसुध हो, वही ईश्वर-प्रणिधान की दिव्य अवस्था तक जा सकता है।

अनन्यचेताः सततं यो मां स्मरति नित्यशः।
तस्याहं सुलभः पार्थ नित्ययुक्तस्य योगिनः॥

—गीता, 8/14

'वासुदेवः सर्वम्' का भाव और अनुभव करनेवाला महात्मा दुर्लभ है, किंतु वासुदेव स्वयं को सुलभ बताते हैं। संपूर्ण गीता में 'सुलभ' शब्द केवल एक बार ही इसलिए आया है, अनन्यचेता को 'वासुदेव सुलभ' हैं।

इसीलिए कदाचित् समाधि पाद में साधक की क्लिष्ट-अक्लिष्ट चित्तवृत्तियों का अति सूक्ष्म मनोवैज्ञानिक विश्लेषण, जप, तप, उपासना, वैराग्य, सबीज-निर्बीज समाधि का समीकरण, विचार, संस्कार, ध्यान, समाधि का निरूपण करते हुए सूत्रकार महर्षि पतञ्जलि 'साधन पाद' में साधक को योग के साधन यम-नियम बताते हुए अंत में ही—समाधिसिद्धिरीश्वरप्रणिधानात्, अर्थात् इन सब सोपानों को पार करने के उपरांत ही 'ईश्वर शरणागति' संभव है और ऐसा साधक अत्यंत दुर्लभ है।

Soul-vision is perfected through perfect obedience to the Master.

यहाँ तक यम-नियम के परिणाम और विवरण बताए गए। अब आसन के उपाय, साधन और परिणाम का विवेचन है।

मूल सूक्त–

स्थिरसुखमासनम्॥ 46॥

काव्यानुवाद–

बैठे हिले-डुले बिनु साधक, नेकु न होइ साधना बाधक।
अस आसन स्थिर सुख आसन, सहजहिं बैठि सकहिं मुदिता मन।46।

भावार्थ–

तुम क्या हो, कौन हो, क्यों हो? इनका उत्तर जान पाने के लिए तुम्हें तुम्हारे ही अंदर जाने की प्रक्रिया का नाम ध्यान है। इस अंतर्मन की यात्रा के लिए कुछ आवश्यक नियमों का प्रावधान है। उनमें सर्वप्रथम आसन है। आसन का अर्थ है—बैठने की मुद्रा या स्थिति। आसन का दूसरा अर्थ है—जिस पर आप बैठे हों। दोनों ही इतने सुखद हों कि आप बिना हिले-डुले एक स्थान पर, एक आसन पर, एक मुद्रा में स्थिरता से अधिक-से-अधिक समय तक सुखपूर्वक बैठ सकें, वही आसन उपयुक्त आसन है। सुख आसन से तात्पर्य है कि शरीर में पीड़ा न हो, कुछ चुभ न रहा हो। स्थिरता से अर्थ है—बार-बार मुद्रा न बदलना, शरीर को इधर-उधर न हिलाना आदि। जब आप अंतर्यात्रा पर हैं तो देह के प्रति सुषुप्ति और अंदर के जागरण की प्रक्रिया पर ध्यान स्थिर करना है। बार-बार हिलने से एकाग्रता का क्रम टूट जाता है, जिसे व्यवधान माना जाता है। इसलिए स्थिरता का अपना ही महत्त्व है। 'गीता' और 'श्वेताश्वर उपनिषद्' में भी स्थिरता पर ही बल दिया गया है—

समं कायशिरोग्रीवं धारयन्नचलं स्थिरः।
शरीर, गला और सिर—ये तीनों सीधे और स्थिर रहें।

—गीता, 6/13

Right poise must be firm and without strain. Here we approach a section of the teaching which has manifestly a two-fold meaning. The first is physical, and concerns the bodily position of the student, and the regulation of breathing.

These things have their direct influence upon soul-life, the life of the spiritual man, since it is always and everywhere true that our study demands a sound mind in a sound body. The present sentence declares that, for work and meditation, the position of the body must be steady and without strain, in order that the finer currents of life may run their course.

मूल सूक्त–

प्रयत्नशैथिल्यानन्तसमापत्तिभ्याम्॥ 47॥

काव्यानुवाद–

गतिविधि बिनु बैठहिं सुख आसन, स्थिर तन मन स्थिर भावन।
अब अनंत माँहिं साधें चित्ता, सगरि बिसार स्वयं की सत्ता। 47।

भावार्थ–

सुख आसन में स्थिर बैठकर, शरीर व गरदन और सिर को सीधा रखते हुए अंतर्मन से उस अनंत परमात्मा में चित्तवृत्तियों को लगाने से आसन सिद्ध हो जाता है।

देह के प्रति उदासीन, सुषुप्तवत्, एवं शिथिल चेष्टा-रहित होना ही प्रयत्न की शिथिलता के प्रति संकेत है। पूर्ण समग्रता से चित्त को चैतन्य में निमज्जित करते हुए और बाहरी वृत्तियों से शिथिल, देह पर ध्यान न देते हुए, स्थिर तन व एकाग्र मन से ईश्वरीय भाव में उस अनंत परमात्मा के चिंतन में सुखपूर्वक बैठें। देह की माँगों के प्रति सजग न रहकर तन को ढीला छोड़ दें, यही 'प्रयत्न शैथिल्य' है। यम-नियमों के संवहन के बाद आंतरिक यात्रा के लिए तन को संयमित करने की ही यह प्रक्रिया है। जीवन-पर्यंत तन को ही पाला है, अत: तन की अनंत माँगों पर अंकुश लगाने और अंतर्मन की यात्रा आरंभ करने का यह पहला चरण है।

Right poise is to be gained by steady and temperate effort, and by setting the heart upon the Everlasting.

मूल सूक्त–

ततो द्वन्द्वानभिघातः ॥ 48 ॥

काव्यानुवाद–

आसन सिद्ध जेहि हुइ पावा, शीत उष्ण कछु नाहिं सुहावा।
द्वंद्व प्रभावहीन की क्षमता, चित्त अचंचल जदपि विषमता। 48।

भावार्थ–

ततो उस उपर्युक्त विधि से आसन सिद्धि होने पर द्वन्द्वानभिघातः—द्वंद्वों का आघात नहीं रहता। सर्दी-गरमी, भूख-प्यास, धूप-छाँव, मन के संकल्प-विकल्प आदि द्वंद्वों की तीव्रता शिथिल हो जाती है। भावों के संवेग और तरंगित मन संकल्प-विकल्प से परे निर्विकल्प-सा होने लगता है।

उसका दिव्य और मनोवैज्ञानिक कारण है। यदि किसी को उच्चतर सुख, आनंद और शांति का साधन मिल जाए तो निम्नतर स्वयं ही छूट जाता है। यह मानव का स्वभाव है। आसन सिद्ध होने पर स्थिरता से बैठना आ जाता है, अब अंतर्मुखी चित्त द्वंद्व से परे होने की स्थिति में लगता है। सर्दी-गरमी, धूप-छाँव से विचलित होने और प्रभावित होने का स्वभाव स्थिर हो गया है। ध्यान का प्रभाव व्यवहार में उतर आया है। अंतस की दशा ही बाहर की दशा हो गई है। स्थिर, शांत, निर्विकल्प और निरुद्विग्न चित्त के लक्ष्य संकल्प-विकल्प और धूप-छाँव से अब निर्बल होनेवाले नहीं। सारे द्वंद्व प्रभावहीन हो गए। अतः अब मन निर्द्वंद्व है और चित्त स्थिर है, इस अवस्था तक आने के प्रयास इस रूप में फलीभूत होते हैं। अब द्वंद्वों में साधना में विघ्न डालने की क्षमता नहीं रही, क्योंकि अब द्वंद्वों को महत्त्व देना बंद कर दिया है, अतः अब वे मेरे लिए महत्त्वपूर्ण नहीं रहे।

संकेत–

पतञ्जलि योग-दर्शन के अष्टांगयोग में से यम, नियम, आसन—इन तीनों के विवेचन के बाद प्राणायाम के रहस्य का निरूपण है।

The fruit of the right poise is the strength to resist the shocks of infatuations or sorrow.

मूल सूक्त–

तस्मिन्सति श्वासप्रश्वासयोर्गतिविच्छेदः प्राणायामः ॥ 49 ॥

काव्यानुवाद–

आसन सिद्ध होय उपरामा, परम ब्रह्म को करहुँ प्रनामा।
श्वास और प्रश्वास अयामा, सो जानहिं अस प्राणायामा। 49।

भावार्थ–

तस्मिन् से संकेत है—उसके अर्थात् आसन सिद्ध होने पर श्वास-प्रश्वास की गति का विच्छेद प्राणायाम है। श्वास अर्थात् प्राणवायु को अंदर लेना, प्रश्वास वायु को बाहर निकालना। इन दो क्रियाओं के मध्य में प्राण को आयाम (ठहरना) देना प्राणायाम है। यही गति का विच्छेद है। स्वाभाविक गति में श्वास-प्रश्वास बिना आयाम, बिना गति विच्छेद एक के बाद एक का क्रम जीवन-पर्यंत है; किंतु साधनापरक योग में प्राणवायु को आयाम देने का अपना आंतरिक योग विज्ञान है और बिना आसन सिद्ध के किए गए प्राणायाम स्वास्थ्य-परक हैं।

प्राणवायु का हमारी मानसिक व शारीरिक संरचना का आधारभूत महत्त्व है और ध्यान की गहराई में उतरने की यह मानसिक व शारीरिक तैयारी है। योग विज्ञान में प्राण ऊर्जा को ब्रह्म ऊर्जा से प्राणायाम के द्वारा ही जोड़ा जाता है। ध्यातव्य हो कि ऋषि पतञ्जलि मन के चिकित्सक के साथ तन के चिकित्सक आयुर्वेदाचार्य भी हैं। वे तन-मन दोनों के अध्याता चिकित्सक हैं, अतः वे प्राणायाम के तन परक और मनपरक दोनों के महत्त्व के महानतम ज्ञाता हैं।

'योगेन चित्तस्य पदेन वाचां मलं शरीरस्य च वैदिकेन। योपाकरोक्तं प्रवरं मुनीनां पातञ्जल प्राञ्जलिरानतोस्मि।' भोजराज मार्तंड ऋषि पतञ्जलि को

श्रद्धा से नमन है, जिन्होंने योग-दर्शन के ज्ञान से मन का निर्मलीकरण किया, व्याकरण से भाषा का शुद्धीकरण किया और औषधियों के ज्ञान से तन का, स्वास्थ्य का, नीरोगी काया का ज्ञान दिया।

अष्टांगयोग का साधनपरक चौथा चरण प्राणायाम है, अर्थात् दृढ़, स्थिर, आसन की सिद्धि के उपरांत ही साधनात्मक सिद्धि के लिए प्राणायाम करने का क्रम निर्दिष्ट है। आसन दृढ़ करने के लिए शरीर का स्वस्थ होना आवश्यक है और जिसके लिए प्राणायाम आवश्यक है।

प्राणायाम एक ऐसा तप है, जिससे तन-मन के विकार नष्ट होकर चित्त प्रसन्न और भारहीन हो जाता है। मन की यह भारहीनता, तन के दोषों का निकलना, इस निर्मलीकरण के बाद ध्यान में स्थिरता आसानी से आती हैं।

पंचशिखाचार्य द्वारा लिखित सांख्यसूत्र में—प्राणायाम ही तप है, तपो न परं प्राणायामात्ततो विशुद्धिर्मलानां दीप्तिश्च ज्ञानस्य॥ सांख्यसूत्र 19

प्राणायाम से बढ़कर कोई तप नहीं। प्राणायाम से तन-मन के मलों का शुद्धीकरण होकर ज्ञान का प्रकाश उद्भासित होता है।

जैसे तीव्र वायु वेग से कूड़ा-कचरा उड़ जाता है, वैसे ही प्राणायाम से तन के आंतरिक विकार बाहर आ जाते हैं। आंतरिक निर्मलीकरण के बिना विकारी मन और विकारी तन से साधना कदापि नहीं हो सकती। जैसे धातुओं के मैल अग्नि में धौंकने से मिटते हैं, वैसे ही प्राणायाम के अनंतर प्राण के रोकने से इंद्रियों के दोष भी जल जाते हैं। मनु, 6/71-72

When this is gained, there follows the right guidance of the life-currents, the control of the incoming and outgoing breath.

मूल सूक्त–

बाह्याभ्यन्तरस्तम्भवृत्तिः देशकालसङ्ख्याभिः परिदृष्टो दीर्घसूक्ष्मः ॥ 50 ॥

काव्यानुवाद–

रेचक पूरक कुंभक रूपा, तीनहुँ प्राणायाम सरूपा।
देश काल अरु संख्या द्वारा, देश काल परिदृष्ट पुकारा। 50।

भावार्थ–

प्राणायाम क्या है ? भाष्यकार ऋषि पतञ्जलि ने उपर्युक्त सूक्त में श्वास-प्रश्वास की गति-विच्छेद का नाम 'प्राणायाम' कहा है।

श्वास प्रक्रिया में प्राकृतिक रूप से तीन प्रक्रियाएँ होती हैं—श्वास, प्रश्वास, नि:श्वास, श्वास लेना—पूरक, श्वास निकालना—रेचक, श्वास को रोके रहना—कुंभक। प्राणायाम के ये तीन भेद हैं। योग की भाषा में इन्हें बाह्य वृत्ति, आभ्यंतर वृत्ति और स्तंभ वृत्ति कहते हैं। जैसा कि शब्दों से ही प्रकृति का बोध हो रहा है।

एक चौथा भेद और है—बाह्याभ्यंतरापेक्षी, जिसका विवरण अगले सूक्त में है।

1. बाह्यवृत्ति (रेचक)—प्राणवायु को बाहर निकालकर जितना रोक सकें, रोकना, साथ ही निरीक्षण करते रहना कि वह बाहर कहाँ (देश) ठहरा, कितने समय (काल) तक ठहरा और उस समय के अनंतर स्वाभाविक प्राण गति की गिनती (संख्या) कितनी है। यही इस सूक्त में निहित देश, काल और संख्या का आशय है। निरंतर अभ्यास से यह बहुत समय (दीर्घ) तक रोका जा सकता है और लगन से किए जाने पर यह भारहीन (सूक्ष्म) अर्थात् अनायास साध्य है। यही इसका दीर्घसूक्ष्म होना है।

2. आभ्यंतर वृत्ति (पूरक)—अर्थात् श्वास को अंदर ले जाना, उपर्युक्त समान प्रक्रिया का अनुसरण।

3. स्तंभ वृत्ति (कुंभक)—श्वास की प्राकृतिक प्रक्रिया और गति को जहाँ-का-तहाँ रोक देना, निरीक्षण करना कि वह देह के किस देश में कितने समय तक रुका और गति की संख्या कितनी है। कितनी देर तक श्वास रोकने का सामर्थ्य साधक में है। जितना अधिक उतना दीर्घ और जितना अनायास उतना ही सूक्ष्म माना जाता है। इन बारीकियों से साधक को प्राणायाम का आंतरिक विज्ञान, प्राणायाम के सूक्ष्म आंतरिक रहस्यों का मर्म विदित होता है। निरंतर अभ्यास से ही यह दीर्घ और सूक्ष्म होता है। प्राणायाम का दीर्घ और सूक्ष्म होना ही साधक की सिद्धि का संकेत है,

क्योंकि यहीं से आगे की अंतर्यात्रा आरंभ होती है।

The life-current is either outward, or inward, or balanced; it is regulated according to place, time, number; it is prolonged and subtle. The technical, physical side of this has its value. In the breath, there should be right in breathing, followed by the period of pause, when the air comes into contact with the blood, and this again followed by right out breathing, even, steady, silent. Further, the lungs should be evenly filled; many maladies may arise from the neglect and consequent weakening of some region of the lungs. And the number of breaths is so important, so closely to health, that every nurse's chart records it.

मूल सूक्त–

बाह्याभ्यन्तरविषयाक्षेपी चतुर्थः ॥ 51 ॥

काव्यानुवाद–

अंतः बाह्य विषय जब छूटें, माया जगत् भरम तब टूटें।
चिंतन इष्ट माहिं मन लागा, प्राणायाम चतुर्थ सुभागा। 51।

भावार्थ–

प्राणायाम पूरी भाव-प्रवणता, दृढ़ता, स्थिरता और संयत चित्त से किया गया हो, बाह्य जगत् में विषयों से निरासक्त हों, उन्हीं को अनायास स्वाभाविक रेचक, पूरक या कुंभक की प्रक्रिया में प्राणायाम की यह अवस्था मिलती है।

यह प्रयत्न और प्रयास से परे प्राणायाम की बहुत ऊँची अवस्था है। इसमें प्राण प्रयास के दास नहीं, देश, काल व संख्या के बंधन नहीं, सतत अभ्यास से, बाहर- भीतर के विषयों के त्याग से, इष्ट के चिंतन के प्रभाव से, अपने आप प्राणों की गति व स्वभाव से अनायास पूरक या रेचक में जिस किसी देश में प्राण रुक जाते हैं, वही चौथा प्राणायाम है। यह उपर्युक्त तीनों प्राणायामों से भिन्न है। इसीलिए इस सूक्त में 'चतुर्थ' शब्द प्रयुक्त है और इसका विवरण अतिरिक्त सूक्त में दिया है।

The fourth degree transcends external and internal objects.

मूल सूक्त–

ततः क्षीयते प्रकाशावरणम् ॥ 52 ॥

काव्यानुवाद–

ज्यों-ज्यों मनुज करहिं अभ्यासा, त्यों-त्यों संचित करम विनासा।
होहिं प्रकाश क्षीण अग्याना, जगहिं ज्ञान तब होहिं सुजाना। 52।

भावार्थ–

प्राणायाम के सतत अभ्यास, दृढ़ता, विश्वास स्थिरता से किए जाने पर साधक के ज्ञान पर जो अज्ञान का आवरण है, वह हटकर बोध उद्भासित होता है। क्लिष्ट-क्लेश अविद्या, अज्ञान, संचित संस्कार, भ्रमित भ्रांतियाँ, अवसाद, मन के विकार, मोह आदि प्राणायाम से क्रमशः क्षीण हो जाते हैं। 'क्षीण' शब्द ध्यातव्य है। ये विकार केवल क्षीण होते हैं, नष्ट नहीं होते।

—गीता, 5 /16

Thereby is worn away the veil which covers up the light.

मूल सूक्त–

धारणासु च योग्यता मनसः ॥ 53 ॥

काव्यानुवाद–

प्राणायाम उचित अभ्यासा, धारण क्षमता सहज विकासा।
मन स्थिर इच्छित आवासा, समरथ साधक हो विश्वासा। 53।

भावार्थ–

प्राणायाम के सतत दृढ़ अभ्यास से मन में धारणा शक्ति का विकास होता है।

इंद्रियों का एकांत तभी होगा, जब कोई विषय इंद्रियों के पास नहीं होगा।

Thence comes the mind's power to hold itself in the light.

मूल सूक्त–

स्वविषयासम्प्रयोगे चित्तस्य स्वरूपानुकार इवेन्द्रियाणां प्रत्याहारः॥ 54॥

काव्यानुवाद–

बाह्य वृत्ति मन माहिं विलीना, प्रत्याहार सिद्ध तिन कीना।
तदाकार हो चित्त स्वरूपा, इंद्रिय संयम शक्ति अनूपा। 54।

भावार्थ–

इंद्रियों को चित्त में विलीन करना ही 'प्रत्याहार' है।

बहिर्जगत् से इंद्रियों को समेटकर चित्त में निरुद्ध करना प्रत्याहार है, जो योग-दर्शन के अष्टांग योग का पाँचवाँ चरण है। इस बिंदु तक आते-आते साधक को जगत् की निस्सारता का बोध होकर चित्त उपराम-सा होने लगता है, वैराग्य दृढ़तर होकर इंद्रियों के विषय शिथिल हो जाते हैं, बहिर्जगत् के इंद्रियों के विषय तजकर अब चित्त अंतर्मन में चित्त से तदाकार होना चाहता है। साधक को जगत् के विषय अब बाधक नहीं होते, क्योंकि इनकी निस्सारता का बोध हो चुका और उस पर ध्यान देना भी रोक दिया है। अब अंतर्मन की यात्रा का लक्ष्य चित्त से तदाकार होना है। संसार के पदार्थों में ग्लानि और दोष-दृष्टि का नाम ही वैराग्य है।

अष्टांग योग के आगामी चरणों—धारणा, ध्यान, समाधि तक जाने से पूर्व साधक को 'प्रत्याहार' के सूक्ष्म तत्त्वों का स्वरूप और स्वयं में सिद्ध होने के लक्षण जान पाना आवश्यक हैं। 'प्रत्याहार' वस्तुतः पाँचों ज्ञानेंद्रियों, कर्मेंद्रियों, उनकी पाँच तन्मात्राएँ (रूप, रस, गंध, स्पर्श और ध्वनि) के चित्त में विलय और निष्प्रभावी करने की प्रक्रिया हैं।

सामान्य जीवन में पाँचों कर्मेंद्रियों, ज्ञानेंद्रियों और एक मन के माध्यम से किए गए कर्मों के संस्कार रस, रूप, गंध, स्पर्श और ध्वनि आदि विषयों से मिले सुख के रूप में संचित हो जाते हैं। प्रसंगानुसार संबंधित इंद्रिय पुनः विगत

सुख को पाने की चाह में मन को संदेश संप्रेषित करती है। अब संकल्पित मन में विचारों की बार-बार की प्रक्रिया से उस विचार विशेष में ऊर्जा आ जाती है और संबंधित इंद्रिय विषय को तृप्त करने के प्रयास में सक्रिय हो उसे पुनः पाने को तत्पर हो जाती है। इस प्रवृत्ति से निवृत्ति ही प्रत्याहार है।

इस तरह रूप, रस, गंध, स्पर्श और ध्वनि के आकर्षण सदा लुभाकर इंद्रियों को अपनी तृप्ति में लगाते हैं। योग-साधना के अनंतर रूप, रस, स्पर्श, गंध और ध्वनि के विषयों को पूरा करने के लिए सक्रिय न होकर ज्ञानेंद्रियों और कर्मेंद्रियों को मन के संकल्प से निष्क्रिय करते हैं। शमन और दमन से नहीं, वरन् मन के संकल्प से इंद्रियों को चित्त में आरोपित करते हैं। साधना में कोई भी इंद्रिय सुख को चुरा सकती है, यदि दृढ़ता से इंद्रिय के विषयों को चित्त में आरोपित न किया जाए।

प्रत्याहार को परिभाषित करते हुए सूत्रकार ने स्पष्ट किया—'स्वविषयासम्प्रयोगे', अर्थात् अपने-अपने विषयों से इंद्रियों का संबंध-विच्छेद, जैसे—नेत्र का दृश्य रूप से, मुख से रस का, श्रोत्र से ध्वनि का, त्वचा से स्पर्श का और नाक से गंध का आदि विषयों से कोई संबंध नहीं रहे और इंद्रियाँ चित्त में निरुद्ध हो जाएँ। यही 'प्रत्याहार' है, जो योग-दर्शन के द्वितीय सूक्त—चित्तवृत्तिनिरोधः का ही स्वरूप है।

The right withdrawal is the disengaging of the powers from entanglement in outer things, as the psychic nature has been withdrawn and stilled.

मूल सूक्त–

ततः परमा वश्यतेन्द्रियाणाम्॥ 55॥

काव्यानुवाद–

प्रत्याहार सिद्ध जेहि होई, सकल इंद्रियाँ वश में सोई।
इंद्रिन जय ही विजय अपारा, इष्ट कृपा तब अपरंपारा। 55।

भावार्थ–

जिस साधक का 'प्रत्याहार' सिद्ध हो जाए, उस पर ईश्वर की अगम्य कृपा है।

बाह्य ज्ञान से ब्रह्म ज्ञान तक जाने की यात्रा में 'प्रत्याहार' इंद्रिय-निग्रह का विज्ञान है। वस्तुतः कामनाएँ, इच्छाएँ एवं वासनाएँ ही साधक को भ्रमित और साधना को विषम, कठिन तथा दुःसाध्य बनाती हैं। इंद्रियों को निग्रहित, मन को शांत और खाली करो—यही 'प्रत्याहार' है। इंद्रियों के निग्रह से 'प्रत्याहार' सिद्ध होते ही सकल इंद्रियाँ वश में हो जाती हैं। मन को निग्रहित करके ही अपने विशुद्ध अंश व सत्य-स्वरूप को जाना जा सकता है और आत्मबोध होते ही संसार स्वयं छूट जाता है। अपने मूल स्वभाव को उपलब्ध होते ही ब्रह्म-ज्ञान होने लगता है।

Thereupon follows perfect mastery over the powers.

इति साधन पाद—2

□

अध्याय–3

विभूतिपाद

प्रसंग—योग सिद्धि एक जटिल यौगिक प्रक्रिया है, जिसमें बहिरंग और अंतरंग दोनों ही संकायों का संतुलन, संयमन और शुद्धीकरण प्राथमिक है, अपरिहार्य भी है। इनके क्रमिक सोपान तन और मन की ग्रंथियों को खोलते हुए क्रमशः योग सिद्धि के लक्ष्य तक जाते हैं। साधन-पाद में 2/29 में अष्टांग योग के संदर्भ में आठों नियमों में से इन पाँचों—यम, नियम, आसन, प्राणायाम और प्रत्याहार—इन पाँचों बहिरंग साधनों का सूक्ष्म और अंतर्निहित विवेचन किया गया। शेष तीनों अंतरंग साधन-धारणा, ध्यान और समाधि हैं। यह साधक की आंतरिक वृत्तियों, मन व चित्त के विचारों की गतियों और अंतर्मन की सूक्ष्मतम अनुभूतियों के ज्ञान और विज्ञान का समीकरण व विवेचन है, जिनका निरूपण विभूति-पाद में किया गया है।

अष्टांग योग क्रमवर्द्धमान यौगिक प्रक्रिया का आध्यात्मिक ज्ञान-विज्ञान है। इस तरह अष्टांग योग के प्रत्येक चरण में यौगिक यात्रा का क्रमशः उत्तरोत्तर विकास, साधना को दृढ़ करता साधक, धारणा व ध्यान में निमज्जित होता हुआ समाधि में अधिष्ठित होने तक का दर्शन विभूतिपाद का कथ्य विषय है। योगी को मिलनेवाली दिव्य सिद्धियों, अप्रतिम क्षमता और विविध विभूतियों का वर्णन भी विभूतिपाद में वर्णित है।

मूल सूक्त–

देशबन्धश्चित्तस्य धारणा॥ 1॥

काव्यानुवाद–

एकहि ठाँव चित्त ठहरावै, यही धारणा वृत्ति कहावै।
धरे धारणा एक मन निष्ठा, यहि विधि योगी पाय प्रतिष्ठा।1।

भावार्थ–

धारणा की व्युत्पत्ति धारण के मूल में है, अर्थात्—मन, बुद्धि और चित्त ने समग्र ऊर्जा से, अनन्य भाव से, जिस विचार, जिस भाव, जिस चिंतन को विशेष महत्ता से और पूरे मनोयोग से धारण किया हो, वही धारणा है।

धारणा—धारणा ही प्रबल और परिपक्व होकर ध्यान का विषय होता है; जैसे भाव से ही भावना भावित होती है। अतः धारणा एक ही विचार-बिंदु, एक ही विषय वस्तु को सधे और संयत चित्त से साधने की मानसिक प्रक्रिया है। इसके केंद्र-बिंदु अंतः और बाह्य दोनों हो सकते हैं, यथा—नाभि केंद्र, हृदय का स्पंदन बिंदु, भृकुटि का मध्य भाग, नासिका का अग्र भाग आदि तथा बाह्य क्षेत्र में अनंत आकाश, चंद्र, सृष्टि का कोई विरल दृश्य, नक्षत्र, कोई चित्र एवं आकृति आदि। धारणा की प्रक्रिया में इन्हीं में से किसी अपने ऐच्छिक बिंदु पर धारणा को केंद्रित कर, सतत विचार संप्रेषित कर दृढ़ और प्रबल किया जाता है। अनंतर वही धारणा दृढ़ होकर ध्यान पर टिक जाती है।

अष्टांग योग के क्रम में प्रत्याहार सिद्ध होने तक इंद्रियों के बाह्य विषयों और कामनाओं की निवृत्ति होकर अब मन अंतर्मन की ओर प्रवृत्त होता है। अब एषणाओं से रहित चित्त अपने ध्येय से सन्निहित होता हुआ अंतस की ओर उन्मुख होता है। किसी एक देश में चित्त को ठहराकर धारणा को साधक दृढ़ करता है।

अतः कोई भी दृढ़ प्रतिज्ञ मनस्वी साधक धारणा को यदि दृढ़ता से थाम ले और मन को साध ले तो धारणा को ध्यान बनते देर नहीं लगती। आगे की

आंतरिक यात्रा का पहला चरण धारणा से आरंभ होता है।

The binding of the perceiving consciousness to a certain region is attention (dharana).

मूल सूक्त–

तत्र प्रत्ययैकतानता ध्यानम्॥ 2॥

काव्यानुवाद–

ध्येय वस्तु जहँ चित्त लगाई, चित्त एकाग्र अनत नहिं जाई।
ध्यान वहीं जहँ ध्यान निरंतर, कोउ व्यवधान न होइ अनंतर। 2।

भावार्थ–

ध्यान यौगिक प्रक्रिया का सातवाँ चरण बिंदु है। धारणा दृढ़ होते ही वह ध्यान का विषय हो जाता है, यह चित्त का आंतरिक स्थान है। ध्यान में मन का नियंत्रण नहीं, नियमन किया जाता है। विचारों की भीड़ ही ध्यान की प्रमुख बाधा है, जिनसे बचने की प्रभावी विधि है कि उन पर ध्यान न दें। ध्यान न देने से विचारों में कोई शक्ति नहीं रह पाती, क्योंकि वे हमसे ही शक्ति पाकर शक्तिवान् होते हैं। विचारों को महत्त्व देते ही वे महत्त्वपूर्ण हो जाते हैं; क्योंकि जिधर हमारा ध्यान है, हम भी संपूर्ण उधर ही हैं। अतः शरीर और मन की ऊर्जा उधर ही प्रवाहित होने लगती है। ध्यान के बिंदु तक आकर मन को नष्ट नहीं किया जाता, वरन् पूर्ण समर्पण से मन-चित्त की दिशा को ईश्वर से संपर्क के लिए मोड़ दिया जाता है। यजुर्वेद में–

युञ्जानः प्रथमं मनस्तत्त्वाय सविता धियः।
अग्ने ज्योतिर्निचय्य पृथिव्या अध्याभरत॥ 11॥

तत्त्वज्ञान अर्थात् ब्रह्म ज्ञान के पहले जब अपने मन को परमेश्वर में युक्त करते हैं, तब परमेश्वर उनकी बुद्धि को अपनी कृपा से अपने में युक्त करके उनकी आत्माओं में बृहज्ज्योति को उद्भासित करता है।

अष्टांग योग के वर्णित अंतः-बाह्य सोपानों के क्रमशः परिपक्व होने के

उपरांत ही साधक 'तत्त्वज्ञान' से मोक्ष का अधिकारी होकर ब्रह्मलीन हो पाता है। जहाँ साधक ने धारणा को प्रबल किया था, ध्यान का वहीं स्थिर होना स्वाभाविक प्रक्रिया है।

वर्णित अष्टांग योग बाह्य इंद्रियों से लेकर अंतर्मन की—मन, चित्त, बुद्धि के संयमन की—प्रक्रिया के बाद ही समाधि बिंदु पर आकर तत्त्वज्ञान का अधिकारी होता है। समाधि सिद्ध होने के उपरांत तत्त्वज्ञानी की यात्रा ब्रह्म-तत्त्व की ओर उन्मुख होती है, जो आत्मा से की जाती है। देह इंद्रियों से उपराम हुआ साधक आत्मा से ब्रह्म-तत्त्व की जिज्ञासा करता है। ध्यान का विषय अब केवल यह विचार है—

सर्वं खल्विदं ब्रह्म।
आत्मनात्मानमभि सं विवेश।

—यजुर्वेद, 32/11

इंद्रियों से नहीं, उस ब्रह्म-तत्त्व की उपासना आत्मा से की जाती है। अतः ध्यान साधक का लक्ष्य नहीं, वरन् साधन और पद्धति मात्र है, जो मन के नियमन में साधक का सहायक है। लक्ष्य तो केवल ब्रह्म-तत्त्व है, अपवर्ग है, मोक्ष है, निर्वाण है, जिसके लिए ध्यान सर्वश्रेष्ठ आलंबन है; क्योंकि ध्यान से ही मन चेतन से अवचेतन में जाता है और ध्यान के सतत अभ्यास से अचेतन में जाता है।

कोई स्थितप्रज्ञ आंतरिक दृढ़ता से इस अवस्था को साध ले तो ध्येय दूर नहीं। योग-साधना का लक्ष्य बिंदु तो मोक्ष, निर्वाण और ब्रह्मैकत्व ही है। अतः बीच में कहीं रुकने का अर्थ है—पूर्व मनोदशा में उतरना, जो कदापि स्वीकार नहीं। अतः दिव्य संभावनाओं और ऊर्ध्वतर ज्योति के लिए एक आंतरिक तड़प ही साधक के ध्यान को दृढ़ से दृढ़तर करती है। वैसे भी, कब तक देह के आवरण बदलते रहना है, पुनरपि जन्मं-मरणं का क्रम अब स्वीकार नहीं। अतः जिससे मरना न छूटे, उसे लेकर भी क्या करना? इन आवरणों का निवारण एकनिष्ठ ध्यान के मूल में है। ध्यान के सिद्ध होते और साधते ही अंतिमता तक जाने की सभी ग्रंथियाँ खुल जाती हैं।

A prolonged holding of the perceiving consciousness in that region is meditation (dhyana).

मूल सूक्त–

तदेवार्थमात्रनिर्भासं स्वरूपशून्यमिव समाधिः ॥ 3 ॥

काव्यानुवाद–

ध्येय मात्र की होय प्रतीति, निज सरूप शून्या अपि रीति।
अस ध्यानहिं हुइ जाय समाधी, चित्त–मना नहिं एकहु ब्याधी। 3।

भावार्थ–

समाधि अर्थात् सम–अधिष्ठित अवस्था। ध्यान–सिद्धि के उपरांत चित्तवृत्तियों से उपराम हो चुका होता है। चित्त की तरंगें थमकर मन प्रशांत और अपूर्व शांति की अनुभूति में डूब जाता है, क्योंकि परम सत्ता की उपस्थिति का एकमात्र संकेत और चिह्न यही शांति है।

वस्तुतः प्रत्याहार (इंद्रियों का अपने–अपने विषयों से विरत होना) के बाद से ही आंतरिक यात्रा आरंभ हो जाती है, जो धारणा व ध्यान से और अधिक परिपक्व होकर समाधि में अधिष्ठित होकर अपवर्ग पाने, अंततः परब्रह्म में विलीन होने को लक्षित है।

ध्यातव्य है कि समाधि लक्ष्य नहीं। यह मात्र निर्विकारी, निर्विकल्पी, निरुद्वेग, निर्वितर्क (योग 1–43) सम्यक्, संतुलित अंतर्मन–चित्त की सर्वोच्च अवस्था है, जिसमें समाधिष्ठ होकर साधक के इंद्रिय, मन, चित्त, बुद्धि— सब आत्मा में लीन होकर केवल ध्येय को एकाग्रचित्त से ध्याते हैं। इंद्रियों के विषयों से इस बिंदु पर चित्त सर्वथा उपराम होता है। यहीं से दिव्य देश की आंतरिक, यौगिक, आत्मिक यात्रा आरंभ होती है। लक्ष्य के प्रति सतत, अविरल, अविभाज्य, एकाग्र ध्यान ही 'समाधि' बन जाता है। अतः जब तक सारी सत्ता आंतरिक रूपांतरण के लिए तैयार नहीं हो जाती, समाधि में अक्लांत और असीम धैर्य के साथ सतत ध्यान की आवश्यकता होती है।

उच्चतम अवस्था के लिए साधक में तड़प, एक सच्ची आंतरिक पुकार और सुदृढ़ अभीप्सा होनी ही चाहिए। दृढ़ चिंतन के साथ यह सोचो कि युगों से, जन्म-जन्मांतरों से चित्त में जमी अपनी वृत्तियों और संस्कारों को निर्बीज कर संपूर्ण प्रकृति का रूपांतरण साधित करना कोई सरल काम नहीं, दुःसाध्य काम है, जिसका कारण है मन का स्वभाव, जो सदा सरलता व सरसता में रहना चाहता है और प्राण शीघ्र फल पाने को आतुर व उत्सुक रहते हैं। अतः इन दोनों के स्वभाव में अंतर, ऊब या अकुलाहट देकर साधक की चेतना को नीचे उतारने को बाध्य करते हैं। उन क्षणों में अचंचल रहते हुए केंद्रीय संकल्प से जुड़ने की अभीप्सा करो।

समाधि आध्यात्मिक अभीप्सा और सत्य चेतना में स्थिरता से, दृढ़ता से अधिष्ठित रहने की प्रक्रिया है। इसका स्थायित्व साधक की अभीप्सा की शक्ति और साधना के सामर्थ्य के अनुसार निर्धारित होती है।

When the perceiving consciousness in this meditation is wholly given to illuminating the essential meaning of the object contemplated, and is freed from the sense of separateness and personality, this is contemplation (samaadhi).

मूल सूक्त–

त्रयमेकत्र संयमः ॥ 4 ॥

काव्यानुवाद–

ध्यान धारणा और समाधी, तीनहुँ 'संयम' नाम उपाधी।
अविचल ध्येय विषय कोउ एका, अविचल संयम परम विवेका।4।

भावार्थ–

साधना में आंतरिक स्तर से ही अनुभूतियों का आरंभ होता है। आंतरिक शांति, शुद्धि, स्थिरता, अनन्य समर्पण—ये साधना के प्राण हैं, जो संयम से आते हैं और ध्यातव्य हो कि—धारणा, ध्यान और समाधि तीनों का संयुक्त नाम ही योग-दर्शन में 'संयम' है। अतः योग-दर्शन में आगे जहाँ भी संयम'

शब्द प्रयुक्त है, उसमें इन तीनों का समावेश है। 'संयम' में धारणा, ध्यान और समाधि—तीनों की गुणधर्मिता है। शांति, प्रबुद्ध चेतना और प्रगाढ़ भक्ति, योग-साधना की अंतिमता तक पहुँच पाने की आध्यात्मिक सामर्थ्य—ये सब संयम से ही आते हैं। इन सबसे भी अधिक आवश्यक है—स्थिरता, विवेक, धैर्य, एकनिष्ठ अध्यवसाय, अडिग श्रद्धा, विश्वास, जो दुरूह कठिनाइयों के आने पर भी, विलंब होने पर भी, अंततः असफल होने पर भी दृढ़-सुदृढ़ बना रहे।

संयम से प्राणमय स्तर की अनुभूतियाँ 'मनोमय' स्तर तक जाने को तत्पर हो जाती हैं, जो एक शुभ लक्षण है। दृढ़ 'संयम' से आंतरिक मनोमय प्रवृत्तियों का ऊर्ध्वगामी होना सुनिश्चित है, जो विज्ञानमय कोष से होती हुई आनंदमय कोष अर्थात् अपनी अंतिमता तक जाती हैं।

When these three, Attention, Meditation, Contemplation, are exercised at once, this is perfectly concentrated Meditation (Sanyama).

मूल सूक्त–

तज्जयात्प्रज्ञालोकः ॥ 5 ॥

काव्यानुवाद–

करत-करत अभ्यासन योगी, संयम पर जय सत्य प्रयोगी।
दिव्य ज्ञान अध्यात्म प्रसादा, ऋतंभरा प्रज्ञा आह्लादा। 5।

भावार्थ–

इस पूर्व सूक्त में ऋषिवर ने स्पष्ट किया कि 'संयम' को योग-दर्शन में धारणा, ध्यान, समाधि के संयुक्त नाम के रूप में प्रयुक्त किया गया है, अर्थात् संयम में इन तीनों की गुणधर्मिता समाहित है। इन तीनों के सतत, अविरल और एकाग्र अभ्यास से साधक में 'संयम' शक्ति का प्रादुर्भाव होता है, जो साधक का निर्मलीकरण करते हुए उसकी बुद्धि को अलौकिक ज्ञान-शक्ति प्रदान करता है। बुद्धि के पाँच सोपान हैं—क्रमशः बुद्धि (सामान्य), विवेक,

ज्ञान, प्रज्ञा और ऋतंभरा जिनका विवरण 'योग-दर्शन' के 1-47-48 में है। संयम के सतत अभ्यास से साधक में ऋत ज्ञान प्रस्फुटित होता है।

ऋतंभरा् अर्थात् सत्य-असत्य विवेक, नीर-क्षीर विवेक, हंस विवेक (यही वह बिंदु है, जहाँ से 'परम हंस' की उपाधि दी जाती है) भी कहते हैं, यहीं से उद्भासित होता है।

साधक का चित्त संयम को सिद्ध करने पर अपूर्व क्षमता, सतज्ञान, दिव्य संचेतना से युक्त होकर प्रज्ञावान् हो जाता है। बुद्धि के इन प्रखर आयामों की अनुभूति से साधक में यौगिक पात्रता दृढ़ होती है।

By mastering this perfectly concern-bated Meditation, there comes the illumination of perception. The meaning of this is illustrated by what has been said before. When the spiritual man is able to throw aside the trammels of emotional and mental limitation, and to open his eyes, he sees clearly, he attains to illuminated perception. A poet once said that Occultism is the continuous cultivation of genius; and it is certain that the awakened spiritual person attains to the perceptions of the genius. Genius is the vision, the power of the spiritual man, whether its possessor recognises this or not. All true knowledge is of the spiritual man. The greatest in all ages have recognised this and put their testimony on record. The great in wisdom who have not consciously recognised it have ever been full of the spirit or reverence, of selfless devotion to truth, of humility, as was Darwin; and reverence and humility are the unconscious recognition of the nearness of the Spirit, that Divinity which broods over us, a Master o'er a slave.

मूल सूक्त–

तस्य भूमिषु विनियोगः ॥ 6 ॥

काव्यानुवाद–

अतः धारणा ध्यान समाधि, क्रमिक विकास करें बिनु ब्याधि।
क्रमिक भूमि विनियोग नियम से, सिद्ध साधना हो संयम से। 6।

भावार्थ–

'संयम' से प्राप्त प्रज्ञा-शक्ति का क्रम से विनियोग, अर्थात् पहले स्थूल विषय, क्रमशः सूक्ष्म विषय की ओर संयम शक्ति को विनियोजित करना चाहिए। एक के सिद्ध होने के उपरांत दूसरे को सिद्ध करने का प्रयास कर आगे बढ़ना चाहिए। क्रमिक विनियोजन की प्रक्रिया में मनोवैज्ञानिक रूप से साधक को अपनी वर्तमान प्रकृति की अपूर्णताओं का शांतिपूर्वक निरीक्षण करने का अवसर मिलता है। 'संयम' में साधक स्वयं का निरीक्षण करते हुए, अपने दिव्य लक्ष्य की ओर जाने के लिए स्वयं को विश्वास और धैर्य के साथ तैयार करता है। वस्तुतः संयम, ईश्वरोन्मुखी पात्रता होने की, मुक्ति के लिए तैयार करने की साधक की आंतरिक प्रक्रिया है, नींव है और आधार भी है।

The power is distributed in ascending degrees.

मूल सूक्त–

त्रयमन्तरङ्गं पूर्वेभ्यः ॥ 7 ॥

काव्यानुवाद–

तीनहुं ये अंतस के साधन, पहले कहे बाह्य प्रतिपादन।
अंतस सों इनको बहुतेरो, अंतरतम संबंध घनेरो। 7।

भावार्थ–

साधन पाद, 2/29 में अष्टांग योग के यम, नियम, आसन, प्राणायाम और प्रत्याहार—ये पाँचों बहिरंग साधन हैं।

धारणा, ध्यान और समाधि साधक के अंतरंग-अंतर्मन के संयमन की प्रक्रियाएँ हैं। योग साधक के जीव-भाव से आत्म-भाव में लीन होने की प्रक्रिया है। ये अंतस की भाव प्रक्रियाएँ योग-सिद्धि महत्त्वपूर्ण सोपान हैं। मानसिक, आत्मिक और अंतर्मन की मनोभूमि नींव इसी स्तर पर धरी जाती है। धारणा, ध्यान, समाधि के दृढ़ और सिद्ध होने के बाद ही वास्तविक लक्ष्य की ओर योगी आमुख होता है।

This three-fold power of Attention, Meditation, Contemplation is more interior than the means of growth previously described.

मूल सूक्त–

तदपि बहिरङ्गं निर्वीजस्य॥ 8॥

काव्यानुवाद–

अंतरंग ये तीन तथापि, समरथ नहीं परिपूर्ण वे अपि।
सकल वृत्तियाँ जदपि अभावा, तदपि कोउ नहिं ध्येय समावा।8।

भावार्थ–

धारणा, ध्यान, समाधि का संबंध यद्यपि आंतरिक वृत्तियों, प्रवृत्तियों, अंतर्मन की अनुभूतियों से ही है और योग-दर्शन में भी इनका परिचय देते हुए सूत्रकार ने इन्हें अंतरंग ही कहा है; किंतु निर्बीज समाधि के लिए ये तीनों भी बहिरंग साधन ही हैं, क्योंकि इन तीनों में केवल वृत्तियों के अभाव की प्रक्रिया आरोपित होती है। किसी लक्ष्य को लक्षित करके साधक चित्त को स्थिर नहीं करता। धारणा, ध्यान, समाधि में अंतर्मन की इस चेतनाओं के प्रति जब साधक संचेतित होकर प्रवेश करता है तो पाता है कि केवल वृत्तियों का उन्मूलन हुआ है। वास्तविक लक्ष्य के लिए अभी तक वह स्थिर, दृढ़, निरुद्वेग चित्त से मोक्ष और परब्रह्म की ओर आमुख नहीं हुआ।

योग-दर्शन, 1-51 में भी इसी तथ्य की पुष्टि है, 'दृढ़ अविचल वैराग्य से समाधि-प्रज्ञा के संस्कारों का निरोध होता है।'

संस्कारों का जाल कितना जटिल और क्लिष्टमय है, जो समाधि-प्रज्ञा तक भी केवल वृत्तियों का निरोध और क्षीण भर कर पाने में समर्थ है। इसी तथ्य के आधार पर इन्हें अंतर्मन का भी बाह्य आवरण ऋषिवर ने माना है।

धारणा—में साधक अनेको विचार-बिंदुओं में से एक को धारण करता है, अर्थात् यहाँ भी अनेकत्व है।

ध्यान—में चेतना के ऊपर-नीचे जाने की प्रक्रिया, प्रकृति के दैहिक अंगों से निःसृत कोई जड़ता या मलिनता, निम्न प्राण का कोई ऐसा तत्त्व, जो अब तक परिवर्तित नहीं हुआ आदि प्रक्रियाएँ बाधित करती ही हैं।

ध्यान—में चित्त का स्वरूप 'संस्कार' मात्र ही शेष रहता है (योग, 1/18), अर्थात् चित्तवृत्तियों में अभी संस्कारों का प्रभाव शेष है। यहाँ ध्यान का बाह्य संस्कार है।

इन तीनों ही अवस्थाओं में साधक का प्रतिरोध और संघर्ष, विजातीय तत्त्वों के निराकरण आदि का प्रयास चलता है। इसीलिए ये अंतर्जगत् के होते हुए भी अंतर्मन के बाह्य आवरण हैं—ऋषिवर के कथन का यही आशय है। जब तक नितांत प्रशांत मन-चित्त और एकत्व स्थापित नहीं होता, तब तक ये लक्ष्यबद्ध नहीं हो पाते।

But this tried is still exterior to the soul vision, which is unconditioned, free from the seed of mental analyses.

मूल सूक्त–

व्युत्थाननिरोधसंस्कारयोरभिभवप्रादुर्भावौ
निरोधक्षणचित्तान्वयो निरोधपरिणामः ॥ 9 ॥

काव्यानुवाद–

अंतस सों विषयन वैरागा, ध्येय विषय अंतरतम जागा।
चित्त एकाग्र अवस्था पाई, एहि निरोध परिणाम कहाई। 9।

भावार्थ–

प्रथम आदि तत्त्व तीन हैं—ब्रह्मतत्त्व, प्रकृतितत्त्व और आत्मतत्त्व।

पहले चित्त का स्वभाव समझ लेते हैं—चित्त धर्मी है और संस्कार उसके धर्म हैं। धर्मी का अपने धर्म में सदैव लिप्त रहना ही उसका धर्म है और यही प्रकृति की नियमावली भी है।

दूसरे शब्दों में, चित्त का स्वभाव संस्कार बनाना है और संस्कार का

निर्माण वृत्तियों से होता है; किंतु निरोध-समाधि में चित्त की संपूर्ण वृत्तियों का नाश हो जाने पर भी संस्कारों का नाश नहीं होता। उस समय केवल संस्कार ही बचे रहते हैं, जो विनष्ट नहीं होते; जैसा योग-दर्शन, 1/18 में भी वर्णित है। निरोधकाल में चित्त में व्युत्थान और निरोध—इन दोनों ही संस्कारों का समता से समावेश रहता है। निरोध काल में ही व्युत्थान और निरोध की क्रमशः दबने और उभरने की प्रक्रिया होती है और चित्त का निरोध एवं व्युत्थान का क्रम ही निरोध परिणाम है।

One of the ascending degrees is the development of Control first, there is overcoming of the mind-impress of excitation. Then comes the manifestation of the mind-impress of Control. Then the perceiving consciousness follows after the moment of Control.

मूल सूक्त–

तस्य प्रशान्तवाहिता संस्कारात्॥ 10॥

काव्यानुवाद–

संस्कार व्युत्थान हों शेषा, बाढ़हिं भाव निरोध विशेषा।
संस्कार बल बहुत प्रभावा, यह प्रशांतवाहिता कहावा। 10।

भावार्थ–

पूर्व कथित सूत्र के अनुसार, व्युत्थान के संस्कार जब निरोध-काल में दब जाते हैं तो निरोध प्रबल होते हैं। चित्त में अब मात्र संस्कार शेष रह गए। अब निरोध-संस्कारों का बल प्रबल हो गया। इस बिंदु पर निरोध-संस्कारों के बाहुल्य से मात्र पवित्र, शुचि, विमल (प्रशांतवाहिता) संस्कार प्रवाह ही प्रवाहित होता है। चित्त में केवल निरोध-संस्कारों का निर्मल प्रवाह प्रवाहित होने की यह अवस्था निरुद्ध चित्त का अवस्था परिणाम है।

संस्कारों का दर्शन जटिल, गूढ़ और रहस्यमय है। सृष्टि के सारे जीवों के जीवन-चक्र की प्रक्रिया के मूल बीज कारण संस्कार ही हैं।

जब तक आभास है, संस्कार बनते रहेंगे। आभास का भास न हो, तब ही कर्म निर्जरा होती है। जब तक एक भी इच्छा बाकी है, संस्कार बनते रहेंगे। एक तरह से यह चक्र व्यूह है, जिसमें कामनाएँ सहज आकर्षक वन जीव को फँसा लेती हैं; किंतु निकलने की राह निष्काम है, जो कभी नहीं आता। अत: कभी निकल भी नहीं पाता। वृत्तियाँ अपना स्वभाव नहीं छोड़तीं, मनुष्य कामनाएँ नहीं छोड़ता। इसीलिए निर्मित संस्कार कई-कई जन्मों तक पीछा करते हैं।

Through frequent repetition of this process, the mind becomes habituated to it, and there arises an equable flow of perceiving consciousness.

मूल सूक्त–

सर्वार्थतैकाग्रतयोः क्षयोदयौ चित्तस्य समाधिपरिणामः ॥ 11 ॥

काव्यानुवाद–

चित्तवृत्ति बहु विषय निरोधा, एकहिं ध्येय प्रवृत्ति प्रबोधा।
उदित होय एकाग्र अवस्था, चित्तहिं यही समाधि व्यवस्था। 11।

भावार्थ–

बिखरी हुई बहु विषयक चिंतन वृत्ति को समेटकर निरुद्ध व क्षय करना और एक ही ध्येय विषय को चिंतन में लाने और एकाग्र होने की प्रक्रिया 'चित्तस्य समाधि परिणाम' है।

यह साधक की आत्म-रूपांतरण प्रक्रिया का महत्तम भाग है, जिसमें वह आत्म-शोधन के लिए तत्पर और प्रयासरत है। आंतरिक वृत्तियाँ नए-नए रूप धर कर मन को लुभाती हैं, भ्रमित करती हैं और चित्त को उद्वेलित करती हैं। यही बिखराव और दु:ख का मूल है; क्योंकि अभी तक साधक अपने मनोमय क्षेत्र की सत्ता उन वृत्तियों को देकर ही आनंदित होता आ रहा है। अब उनसे विमुख और सर्वोच्च सत्य के प्रति आमुख होने की प्रक्रिया दो विरोधी तत्त्व हैं। यह उथल-पुथल की दशा है, जो संघर्ष को सूचित करती है। इस

स्थिति में दिव्य संभावनाओं पर दृढ़ता से विश्वास, सर्वोच्च सत्य को स्वयं में निमज्जित करने का आत्मबल और दिव्य लक्ष्य की एकाग्रता की अभीप्सा निम्न वृत्तियों को निरुद्ध कर साधक के चित्त को 'समाधि परिणाम' तक ले जाती हैं।

दिव्य संभावनाओं के प्रति लक्षित साधक को चाहिए कि वह मनोमय प्राण का स्वभाव बदल दे। यह मनोविज्ञान भी है कि उच्चतर के गुणों के आगे निम्नतर स्वयं छूट जाता है।

अत: जब चित्तवृत्तियाँ तिरोहित हों और एकाग्रता आवर्तित हो, यह साधक के अंतर्मन व चित्त का 'समाधि-परिणाम' कहा जाता है।

The gradual conquest of the mind's tendency to flip from one object to another, and the power of one-pointed, make the development of Contemplation.

मूल सूक्त–

ततः पुनः शान्तोदितौ तुल्यप्रत्ययौ चित्तस्यैकाग्रतापरिणामः ॥ 12 ॥

काव्यानुवाद–

उदय शांत वृति एक समाना, यहि एकाग्र चित्त परिणामा।
निर्विचार सर्वोच्च अभिष्टा, यहि समाधि अतिशय उत्कृष्टा। 12।

भावार्थ–

पूर्व वर्णित समाधि-परिणाम में चित्त की विक्षिप्तावस्था रहती है; किंतु एकाग्रता- परिणाम में वृत्तियों के उदय-अस्त और वृत्तियों की उथल-पुथल थमकर एकत्व स्थापित कर लेती हैं और वृत्तियाँ एक-सी हो जाती हैं। चित्त की इस अवस्था को एकाग्रता परिणाम कहते हैं।

वृत्तियों को एकाग्र करने के अनंतर जो उथल-पुथल और संघर्ष होता है, उसके अनंतर कुछ वृत्तियाँ कभी उदित तो कभी शांत होती प्रतीत होती हैं। यह आरोहण और अवरोहण की गति प्राय: कष्टप्रद होती है; परंतु रूपांतरण की यह यात्रा कोई सरल काम नहीं। साधना के अनंतर चेतना। नीचे स्तर पर

उतरने का दंश बहुधा सभी साधकों को झेलना पड़ता है, क्योंकि वृत्तियों की गति जल की तरह अधोगामी है। किंतु यह तभी तक है, जब तक साधक के चित्त का अंश मनोमय भाग से जुड़ा है। जैसे ही साधक का चित्त दिव्य अभीप्सा और सर्वोच्च सत्य के लक्ष्य में एकाग्र होता है, वृत्तियों की चंचलता थम जाती है। अकंपित, अचंचल चित्तवृत्तियाँ द्वंद्व से मुक्त होकर एकाग्र व तन्मय होकर निर्विचार-समाधि की निर्मलता में लीन हो जाती हैं। योग, 1/47 इसी बिंदु पर साधक का एकाग्रता परिणाम घटित होता है, जिसमें शांत और उदय होनेवाली वृत्तियाँ तुल्यप्रत्ययौ अर्थात् एक-सी हो जाती हैं।

When, following this, the controlled manifold tendency and the aroused one-pointed focus are equally balanced parts of the perceiving consciousness, the development of one-focussing point.

मूल सूक्त–

एतेन भूतेन्द्रियेषु धर्मलक्षणावस्थापरिणामा व्याख्याताः ॥ 13 ॥

काव्यानुवाद–

लक्षण धरम अवस्था नामा, तेहि सब होत कथित परिनामा।
सत रज तम गुन सब परिनामी, पाँच तत्त्व इंद्रिन बहुयामी। 13।

भावार्थ–

'चित्त धर्मी है जो सभी धर्मों का मूल आधार है।'

वस्तुतः इस सूक्त का यही सार है। कार्य तभी होता है, जब उसके मूल में कारण होता है। यह भी ध्यातव्य है कि सांख्य-दर्शन और योग-दर्शन के सिद्धांत में प्रत्येक धर्म अपने धर्मी में विद्यमान है, अर्थात् कर्म अपने कारण में बीज रूप में है और आगत में भी कारण बीज रूप में स्थित है।

पाँचों भूतों, सब इंद्रियों में और तीनों गुणों में होनेवाले गुण भी परिणामी हैं। परिणामी अर्थात् फल देनेवाले हैं—कोई धर्म-परिणामी, कोई लक्षण-

परिणामी और कोई अवस्था-परिणामी है। इसमें धर्म-परिणाम की अपेक्षा लक्षण-परिणाम सूक्ष्म है और लक्षण की अपेक्षा अवस्था-परिणाम सूक्ष्म है।

Through this, the inherent character, distinctive marks and conditions of the being and powers, according to their developments, are made clear.

मूल सूक्त–

शान्तोदिताव्यपदेश्यधर्मानुपाती धर्मी ॥ 14 ॥

काव्यानुवाद–

वर्तमान गत और अनागत, धरमन माहिं रहत जो अनुगत।
संभव धर्म नाहिं बिनु धर्मी, करम न होत कबहुँ बिनु कर्मी। 14।

भावार्थ–

वर्तमान, गत और अनागत—तीनों ही कालों में धर्मों में व्याप्त जो शक्ति ऊर्जा या कारण है, वह धर्मी है। बिना धर्मी के धर्म की संभावना, बिना कारण के कार्य की परिकल्पना, बिना बीज के वृक्ष का अस्तित्व, बिना मिट्टी के घड़ा आदि के संदर्भ इसे ही व्यक्त करते हैं। योग-दर्शन के परिप्रेक्ष्य में चित्त धर्मी है, वृत्ति धर्म है। चित्त में ही वृत्तियों के प्रकार समाहित हैं और तदनुसार ही उनके परिणाम हैं।

धर्म और धर्मी के प्रसंग में धर्मी के तीन स्वरूप हैं, यथा—

अव्यपदेश्य—जो धर्म धर्मी में शक्ति रूप में छुपे या निहित हैं और अभी प्रत्यक्ष नहीं हुए, अर्थात् अनागत हैं। जैसे माटी में घट की क्षमता है, पानी में बर्फ की क्षमता है। माटी और पानी धर्मी हैं। इनमें घट और बर्फ बन पाने की शक्ति छुपी है।

उदित—धर्मी में छुपी और निहित शक्ति जब धर्म के रूप में प्रकट होते हैं तो 'उदित' कहते हैं। इन्हीं को 'वर्तमान' कहते हैं, जैसे—जल का बर्फ रूप में और माटी का घट रूप वर्तमान में आ जाना।

शांत—जो धर्म अपना धर्म निभाकर धर्मी में विलीन हो जाते हैं, वे 'शांत' या अतीत हैं। जैसे बर्फ गलकर जल बन गई, घड़ा फूटा, माटी बन गया। यौगिक प्रक्रिया में इसे अपने कारण में विलीन होने की सर्वोच्च अवस्था को 'प्रति प्रसव' कहा गया है। योग-दर्शन, 4/34

'प्रति प्रसव'—में गहरा अर्थ पूर्ण गूढ़गर्भा शाब्दिक दर्शन निहित है। कारण में विलीन होना, धर्मी नहीं तो धर्म कहाँ?

अतः शांत, उदित और अव्यपदेश्य—तीनों ही अवस्थाओं में धर्मी सदा व्याप्त रहता है। बिना धर्मी के धर्म का संवहन संभव नहीं।

Every object of this are characteristics which are already quiescent, those which are active, and those which are not definable.

मूल सूक्त–

क्रमान्यत्वं परिणामान्यत्वे हेतुः ॥ 15 ॥

काव्यानुवाद–

यदि परिणाम विभिन्न भिन्नता, यहि को कारण क्रमिक भिन्नता।
जेहि क्रम करम, करम जस होई, तस परिणाम पाय तिन सोई। 15।

भावार्थ–

परिणाम की भिन्नता का कारण उनके क्रम की क्रमिक भिन्नता है। एक ही धर्मी के धर्म क्रम की भिन्नता के कारण विभिन्न परिणाम देते हैं। धर्म के नाम, रूप, आकार एवं प्रकार की विभिन्नता क्रम की विभिन्नता के कारण ही हैं। धर्मी तो यथावत् ही है। सहकारी और तत्कालीन कारणों का संबंध भी भिन्नता का कारण है, जिसे जल के दृष्टांत से आत्मसात् किया जा सकता है। जल धर्मी है; किंतु अतिशय शीत से बर्फ के रूप में, अतिशय गरमी में वाष्प के रूप में जल की गुण-धर्मिता हो जाती है।

Differences in stage are the cause of difference in development.

मूल सूक्त—

परिणामत्रयसंयमादतीतानागतज्ञानम्॥ 16॥

काव्यानुवाद—

लक्षण धरम अवस्था नामा, जो यहि कथित तीन परिनामा।
तीनहुँ माँहि संयमन जोई, गत-आगत जानत जन सोई। 16।

भावार्थ—

अग्रिम सूत्र प्रसंग—जैसा कि 'विभूति-पाद' से स्वयं ध्वनित है—ऋद्धि, सिद्धि और विभूति-परक शक्तियों का योगी में अवतरण होना, किस भाव, अंग और आंतरिक केंद्र पर ध्यान केंद्रित करने पर योगी को कौन-कौन सी सिद्धियाँ सिद्ध होती हैं आदि। इन विलक्षण शक्तियों, सिद्धि और सामर्थ्य के अंतर्निहित रहस्यों को विभूति-पाद में ऋषिवर ने उद्घाटित किया है।

परिणामत्रय के अंतर्गत पिछले सूत्रों में वर्णित धर्म-परिणाम, लक्षण-परिणाम व अवस्था-परिणाम वर्णित और सन्निहित हैं, जिन पर ध्यान अवस्थित करने से साधक को उस वस्तु विशेष विषयक आंतरिक ज्ञान और उसके गत-आगत विषयों का भी ज्ञान हो जाता है। तीनों परिणामों में संयम (संयम में धारणा, ध्यान, समाधि तीनों संयुक्त हैं) कर लेने से योगी को उक्त वस्तु विषयक मर्म और मूल का समूल ज्ञान होता है।

Through perfectly concentrated Meditation on the three stages of development comes a knowledge of past and future.

मूल सूक्त—

शब्दार्थप्रत्ययानामितरेतराध्यासात्सङ्करस्तत्प्रविभागसंयमात्सर्व भूतरुतज्ञानम्॥ 17॥

काव्यानुवाद—

शब्द अर्थ अरु ज्ञान विवेका, मिश्रित भए प्रतीती एका।
तीनहुँ माँहि संयमन जोई, प्रानिन वाणी जानहिं सोई। 17।

भावार्थ–

शब्द, अर्थ और ज्ञान क्रमशः वाणी (शब्द), निहित भाव (अर्थ), वृत्ति का चित्त पर प्रभाव (ज्ञान)—तीनों को यदि एक विषय-वस्तु पर सन्निहित कर और तीनों का परस्पर अभ्यास कर योगी अपनी सूक्ष्म संचेतना से शब्द, अर्थ और ज्ञान को संचेतित कर सिद्ध कर लेता है तो योगी को समस्त प्राणियों की वाणी के अर्थ का भी ज्ञान हो जाता है।

शब्द, अर्थ और ज्ञान को अर्थात् शब्द वाणी का धर्म है, अर्थ भाव का धर्म और ज्ञान वृत्ति का धर्म है। वाणी से जो भी शब्द उच्चरित हुए, उनमें कुछ अर्थ और निहित भाव हैं और उन भावों के प्रभाव वृत्ति को प्रभावित करते हैं। परस्पर जुड़े हुए इनके सूक्ष्म विभाग में संयम अर्थात् धारणा, ध्यान, समाधि को करते हैं तो सब प्राणियों के शब्दों का ज्ञान हो जाता है। सिद्ध ऋषियों द्वारा पशु-पक्षियों की ध्वनि के संज्ञान और सिद्धि के अनेको दृष्टांत मिलते भी हैं। ऋषियों की आश्रम परिधि में हिरण आदि के निर्भय घूमने के पीछे यही दर्शन है। महर्षि रमण के आश्रम में पशु-पक्षियों के प्रति उनके प्रेम और आत्म-भाव के अनेको प्रमाण हैं।

The sound and the object and the thought called up by a word are confounded because they all are blurred together in the mind. By perfectly concentrated Meditation on the distinction between them, there comes an understanding of the sounds uttered by all beings.

मूल सूक्त–

संस्कारसाक्षात्करणात्पूर्वजातिज्ञानम् ॥ 18 ॥

काव्यानुवाद–

संयम क्षमता प्रभुता नाना, संस्कार साक्षात विधाना।
पूर्व जनम को ज्ञान विवेका, जानि सकहिं इहि जनम अनेका। 18।

भावार्थ–

संस्कारों का दर्शन दुरूह, जटिल और गूढ़ है। अनेको जन्मों के संस्कार अंत:करण में संचित (योग-दर्शन, 2/12, 4/8-11) हैं। बहुत गहरे संस्कारों के प्रभाव तो अनेको जन्मों तक पीछा करते हैं। कर्म के प्रभाव और फल चित्त पर अपनी छाप और स्मृतियाँ बना लेते हैं, जो सुखद हो या दु:खद—दोनों तरह से दु:खदायी हैं।

ये हि संस्पर्शजा भोगा दु:खयोनय एव ते।

—गीता, 5/22

संस्कारों में एकत्र नकारात्मक ऊर्जा समय-समय पर रोग, शोक और पतन के रूप में प्रकट होते हैं। भोग से उपजे संस्कार दु:खों के कारण हैं।

संस्कारों पर योगी की संयम-शक्ति सिद्ध होने पर वह संस्कारों का साक्षात्कार लेता है। उस योगी को पूर्व जन्मों के संस्कारों का भी ज्ञान हो जाता है। विगत जन्मों के संस्कारों को साक्षात् करने से पूर्व जन्मकृत कर्मों के परिणामों का आभास मिल जाता है। योगी आगामी कर्मों के लिए सतर्क और सचेत हो जाता है। परिणामत: योगी इस जीवन में अपेक्षाकृत अधिक एकाग्रता से, एकनिष्ठ होकर योगरत होता है। षड्-विकारों से स्वयं को अलिप्त कर संस्कारों के प्रति सचेत हो जाता है। संस्कारों पर सिद्धि से योगी की साधना निर्बाध चलती है, क्योंकि कर्मों के परिणाम उसे ज्ञान देते हैं, सचेत करते हैं। कर्मफल की बोधगम्यता उसे अपेक्षाकृत शुद्ध, सात्त्विक और अपरिणामी कर्मों का दर्शन बताकर सरलता से उच्चतर अवस्था प्राप्त कराने में सहायक है; क्योंकि सबसे अधिक संस्कार ही जीव को दु:खित करते हैं। पूर्वकृत कर्मों के संस्कार कट नहीं पाते, अज्ञानवश नए भी बनते जाते हैं। बस, जन्म-जन्मांतर, यही कर्मभोग-प्रक्रिया जीव की सारे जगत् में गतिमान है। ज्ञानपूर्वक निष्काम भाव से किए गए कर्म का संस्कार-भोग शेष हो जाता है। कर्म का अकर्म होना ही कर्मों का दिव्य होना है।

When the mind-impressions become visible, there comes an understanding of previous birth.

मूल सूक्त–

प्रत्ययस्य परचित्तज्ञानम्॥ 19॥

काव्यानुवाद–

संयम प्रभुता बहु प्रभुताई, औरन चित की बात बताई।
चित्त अन्य को ज्ञान अनन्या, यहि बहु भाँति ज्ञान अति धन्या। 19।

भावार्थ–

दूसरे की चित्तवृत्ति में यदि योगी संयम करता है तो वह किसी अन्य की चित्तवृत्ति अवस्था भी जान लेता है। अन्य के चित्त की भाव-भावना को साधक अपने चित्त में भावित करने की क्षमता में समर्थ हो जाता है। इस तरह सामनेवाले के चिंतन का विषय या भावना कैसी है, साधक यह ज्ञान सिद्ध कर लेता है।

By perfectly concentrated Meditation on mind images is gained the understanding of the thoughts of others.

मूल सूक्त–

न च तत्सालम्बनं तस्याविषयीभूतत्वात्॥ 20॥

काव्यानुवाद–

किंतु ज्ञान यहि बिनु आलंबन, यदि योगी चित को नहिं विषयन।
योगी तो चीन्हें बस चित्ता, पर नहिं चित्त विषय की सत्ता। 20।

भावार्थ–

योगी के संयम का विषय केवल चित्तवृत्ति है, अत: वह अन्य की केवल चित्तवृत्ति ही बता सकता है कि वह कितनी जड़ता, कितनी सूक्ष्मता को अंतस में समेटे है; कितना राग-द्वेष, मोह-अहं आदि ग्रसित या मुक्त है; किंतु अन्य के राग-द्वेष की विषय-वस्तु या पात्र कौन और क्या है, यह योगी नहीं बता

सकता; क्योंकि योगी के संयम का विषय केवल चित्तवृत्ति है—चित्तवृत्ति की विषय-वस्तु नहीं। साधक ने चित्तवृत्ति पर संयम किया है, अतः अन्य की चित्तवृत्ति बताने की क्षमता साधक को है; किंतु अन्य के राग-द्वेष के पात्र या विषय क्या और कौन हैं, यह साधक के संयम के विषय नहीं हैं।

But since that on which the thought in the mind of another rests is not objective to the thought-reader's consciousness, he perceives the thought only, and not also that on which the thought rests.

मूल सूक्त–

कायरूपसंयमात्तद्ग्राह्यशक्तिस्तम्भे
चक्षुःप्रकाशासम्प्रयोगेऽन्तर्धानम्॥ 21॥

काव्यानुवाद–

देह संयमन शक्ति अनूपा, योगी होय अदृश्य अरूपा।
चक्षु ज्योति संबंध विलीना, अस करतूति सिद्ध जब कीना। 21।

भावार्थ–

देह के स्वरूप में संयम करने से अद्भुत शक्ति का उदय होता है। योगी केवल अपने संकल्प मात्र से दृश्यता-शक्ति को रोक पाने की क्षमता से समर्थ हो जाता है, परिणामस्वरूप कोई अन्य उसे नहीं देख सकता। चक्षु के प्रकाश की क्षमता को रोक पाने की शक्ति आते ही वह अन्य को दिखाई नहीं देता, जिसे अंतर्धान होने के रूप में जाना जाता है। योगी चारों ओर चुंबकीय शक्ति के आवरण में सक्षम हो जाता है, जिसको प्रकाश की परावर्ती किरणें पार नहीं कर पातीं, परिणामस्वरूप वह किसी को दिखाई नहीं देता।

इस शक्ति का एक घटित सत्य दृष्टांत, जिसे यहाँ बताने का औचित्य है।

भारतीय थलसेना के एक अति उच्च वरिष्ठ सैन्य पदाधिकारी की पत्नी को पहाड़ों पर चढ़ने का बहुत ही गहरा शौक था। हिमालय की एक बर्फीली

गुफा में ध्यान मुद्रा में अविचल बैठे एक योगी को देखा। उनका चित्र लेने की अनुमति माँगी। उनको लगा कि योगी ने अनुमति दी है, अतः कैमरे से चित्र लिया। घर आकर देखा अन्य सब चित्र थे, किंतु योगी का चित्र नहीं था। केवल प्रकाश और कमंडलु दिख रहे थे, किंतु योगी का कोई चित्र नहीं था। एक नहीं, अनेको चित्र लिये गए थे, किंतु किसी में योगी का चित्र नहीं था। यह सत्य घटना है। प्रकाश की परावर्ती किरणों को बाहर ही रोककर स्वयं को एक चुंबकीय आवरण में छुपा लेने की क्षमता देह-संयमन से योगी में आती है और किसी अन्य के लिए वे अंतर्धान हो जाते हैं।

यह शक्ति योगी की वाणी, स्पर्श, श्रोत्र आदि पर भी घटित होती है। योगी संयम शक्ति को यदि वाणी, स्पर्श आदि पर आरोपित करता है तो अन्य कोई उसे सुन, देख या स्पर्श नहीं कर सकता। दृग, दृश्य और द्रष्टा तीनों की दृश्यता शक्ति पर योगी की संयम शक्ति आरोपित होती है। तब जो योगी चाहता है, वही होता है।

By perfectly concentrated Meditation on the form of the body, by arresting the body's perception power, and by inhibiting the eye's power of sight, there comes the power to make the body invisible.

मूल सूक्त–

सोपक्रमं निरुपक्रमं च कर्म तत्संयमादपरान्तज्ञानमरिष्टेभ्यो वा ॥ 22 ॥

काव्यानुवाद–

उपक्रम सहित रहित दुइ करमा, तेहि सों विदित मरण को मरमा।
अथवा विविध अपशकुन केरे, योगी मरम मरण को हेरे। 22।

भावार्थ–

उपक्रम सहित (फल देने में लगे हुए) उपक्रम-रहित (जिनका फल देना आरंभ नहीं हुआ) इन दोनों प्रकार के कर्मों का संयम जब योगी कर

लेता है तो वह कर्मफल का पूरा गणित निकालने में समर्थ होता हुआ जान लेता है कि उसके कितने कर्मफल फलित हुए और कितने शेष रह गए। इसी कर्म गणितीय विधा को योगी संयम से सिद्ध कर अपनी मृत्यु भी जान लेने में समर्थ हो जाता है कि उसकी आयु कितनी है, कितनी गई और कितनी शेष है। मृत्यु के संकेत और चिह्नों का भी ज्ञान होता है। संयम शक्ति से आभास तो निश्चित ही हो जाता है। कतिपय योगियों के साथ ऐसा घटित भी होता है।

The works which fill out the life-span may be either immediately or gradually operative. By perfectly concentrated Meditation on these comes a knowledge of the time of the end, as also through signs.

मूल सूक्त–

मैत्र्यादिषु बलानि॥ 23॥

काव्यानुवाद–

मैत्री भाव संयमित योगी, करुणा मुदिता सत्य प्रयोगी।
मन मुदिता मैत्री बल पाया, हर्षित मन अरु हर्ष बढ़ाया। 23।

भावार्थ–

मैत्री आदि भावनाओं में योगी का किया गया 'संयम' मैत्री बल प्रदान करता है। वस्तुतः निःस्वार्थ और सत्यनिष्ठ मित्रता बहुत ऊँची उपलब्धि और भाव है। अध्यात्म के संदर्भ में श्रीकृष्ण और अर्जुन की मित्रता के संवाद के आधार पर ही ब्रह्म-विषयक ज्ञान 'श्रीमद्भगवद्गीता' आज विश्व-व्याप्त है। सृष्टि का विरल आध्यात्मिक संवाद श्रीकृष्ण—अर्जुन संवाद के माध्यम से ही निःसृत हुआ है।

स एवायं मया तेऽद्य योगः प्रोक्तः पुरातनः।
भक्तोऽसि मे सखा चेति रहस्यं ह्येतदुत्तमम्॥

—गीता, 4/3

हे सखा! तू मेरा भक्त व प्रिय सखा है।

इसलिए परम गुह्य रहस्य तुझे बताता हूँ। इससे अधिक सर्वोच्च मित्रता का उदाहरण विश्व में नहीं है। श्रीकृष्ण-सुदामा की मित्रता का दृष्टांत दु:ख में नि:स्वार्थ भाव से मित्र की सहायता का अद्वितीय संदर्भ है, अनुपम दृष्टांत है।

योगी का मैत्री भाव पर 'संयम' ऐसे ही आध्यात्मिक स्तर और उच्च कोटि की नि:स्वार्थ सद्भाव और मैत्री का संकेत है। योग-दर्शन के 1/33 में भी मैत्री, करुणा, मुदिता का वर्णन है, जो सद्भाव, सहायता, सात्त्विक प्रसन्नता और आंतरिक आह्लाद देते हैं। मित्रता यदि सत्य-निष्ठ और नि:स्वार्थ है तो यह एक प्रकार का आत्म-बल है। जिसे ऋषिवर ने 'मैत्रेयादिषु बलानि' कहा है।

By perfectly concentrated Meditation on sympathy, compassion and kindness, is gained the power of interior union with others.

मूल सूक्त–

बलेषु हस्तिबलादीनि॥ 24॥

काव्यानुवाद–

जस बल माँहि सिद्ध विश्वासा, तस बल सबल हो सकल प्रकासा।
हाथी बल समान बलवाना, जस इच्छित तस पाय प्रमाना। 24।

भावार्थ–

शारीरिक सौष्ठव और देह बलों में तथा अन्य प्रबल बलों की कामना से जिस भी बल पर योगी 'संयम' सिद्ध करे, उसी अंग का बल योगी को मिलता है। हस्तिबलादीनि, अर्थात् हाथी के समान बलशाली होने की शक्ति मिलती है। वायु के बल पर 'संयम' से योगी वायु बल से युक्त होता है। ध्वनित होता है कि 'संयम' शक्ति में इतनी शक्ति है, जो योगी को प्रकृति के किसी भी इच्छित उपादान की शक्ति प्रदान कर सकता है। यह सूक्त वस्तुत: 'संयम' बल की पुष्टि तो है ही, साथ में यह तथ्य भी उजागर करता है कि

चित्त के संपूर्ण मनोयोग से जिस इच्छित बल का संयम करो, उसी इच्छित के गुण-धर्म साधक में आ जाते हैं।

By perfectly concentrated Meditation on power, even such power as that of the elephant may be gained.

मूल सूक्त–

प्रवृत्त्यालोकन्यासात्सूक्ष्मव्यवहितविप्रकृष्टज्ञानम् ॥ 25 ॥

काव्यानुवाद–

दूर देश भूगर्भा माँहिं, अणु-परमाणु दिखत जो नाहिं।
प्रज्ञा दृष्टि दिखत सब योगी, संयम सिद्ध समाधि प्रयोगी। 25।

भावार्थ–

सामान्य दृष्टि शक्ति से केवल स्थूल, सीमित दूरी तक के पदार्थ देख पाने की सामर्थ्य होती है; किंतु यौगिक प्रक्रिया में 'संयम' को सिद्ध करने पर योगी असामान्य और अद्भुत दृष्टि-क्षमता से युक्त होता है। इस अद्भुत दृष्टि-शक्ति से अणु-परमाणु, भूगर्भ और समुद्र में छुपे रत्न-मणि स्वर्ण व भूगर्भ में समाहित अन्य खनिज द्रव्य योगी सरलता से देख पाने में समर्थ हो जाता है। 'गीता' में साक्ष्य है—यौगिक पराशक्ति की अद्भुत दृष्टि क्षमता जब श्रीकृष्ण अर्जुन को देते हैं तो उन्हीं दिव्य चक्षु से श्री कृष्ण का दिव्य स्वरूप अर्जुन देख पाते हैं।

न तु माँ शक्यसे द्रष्टुमनेनैव स्वचक्षुषा।
दिव्यं ददामि ते चक्षुः पश्य मे योगमैश्वरम् ॥

—गीता, 11/8

हे अर्जुन! तू मुझे इन चर्म-चक्षुओं से देख पाने में समर्थ नहीं है। अत: मैं तुझे 'दिव्य चक्षु' प्रदान करता हूँ।

यह अलौकिक, अद्भुत दृष्टि-शक्ति 'संयम' से योगी को जब सिद्ध होती है तो उसका विस्तार भी असीम होता है। देश-देशांतर, काल, जल, वायु,

भूमि, भौतिक, अभौतिक सभी सीमाओं के पार उसका विस्तार होता है। एक देश से अन्य देश को सहज ही देख पाने की सामर्थ्य विकसित हो जाती है। इसकी पुष्टि समाधिपाद के 36/37 सूक्त में है। विभूतिपाद में 'ज्योतिष्मती' 3/5 सूत्र में भी यही तथ्य कथित है।

By bending upon them the awakened inner light, there comes a knowledge of things subtle, or concealed, or obscure.

मूल सूक्त–

भुवनज्ञानं सूर्ये संयमात्॥ 26॥

काव्यानुवाद–

संयम सूर्य माँहिं जिन संभव, ज्ञान सकल लोकन को अनुभव।
योगी पावै रुचिर सुजाना, सुलभ होहिं बहु लोकहिं ज्ञाना। 26।

भावार्थ–

योगी के सूर्य केंद्र में 'संयम' करने से समस्त लोकों का ज्ञान उसे सिद्ध हो जाता है। पौराणिक ग्रंथों में बहुधा चौदह लोकों और भुवनों का दृष्टांत आता है। कदाचित् इनमें सारा लोक-लोकांतर समाने का संकेत है। यह सूक्ष्म दृष्टि की पुष्टि का सूक्त है।

By perfectly concentrated Meditation on the sun comes a knowledge of the world.

मूल सूक्त–

चन्द्रे ताराव्यूहज्ञानम्॥ 27॥

काव्यानुवाद–

संयम चंद्र माँहिं जिन संभव, ज्ञान सकल तारों का अनुभव।
योगी पावै रुचिर सुजाना, तारन व्यूह समूहन ज्ञाना। 27।

भावार्थ–

चंद्र में 'संयम' सिद्ध होने पर तारों की गति, स्थिति, नक्षत्रों की स्थिति, राशि पर उनके प्रभाव आदि का ज्ञान होता है। चंद्र-मंडल की अखिल गतिविधियों और उनके प्रभाव से योगी परिचित होता है। अंतरिक्ष के अंतर्गत घटित गतिविधियों का ज्ञान भी 'संयम' की सिद्धि से योगी को सिद्ध होता है। इस तरह सूर्य, चंद्र और तारे अर्थात् सकल खगोल मंडल का ज्ञान-विज्ञान 'संयम' से सिद्ध होता है।

By perfectly concentrated Meditation on the moon comes a knowledge of the lunar mansions.

मूल सूक्त–

ध्रुवे तद्गतिज्ञानम्॥ 28॥

काव्यानुवाद–

संयम ध्रुव तारे माँहिं संभव, ज्ञात सकल तारन को अनुभव।
तारन गति विज्ञान सुजाना, गति संबंध सकल विज्ञाना। 28।

भावार्थ–

'ध्रुव' तारा अटल का पर्याय है। ध्रुव निश्चल है। किंतु ध्रुव तारे पर 'संयम' सिद्ध होने से योगी को संपूर्ण तारामंडल की गति एवं गतिविधियों का अनुमान और उनके परिणामों का ज्ञान व आभास हो जाता है। अंतरिक्ष मंडल की गतिविधियों, ग्रहों और नक्षत्रों के गणितीय आंकलन से भी योगी परिचित हो जाता है। योगी को खगोलीय ज्ञान शक्ति ध्रुव तारे पर संयम से मिलती है।

By perfectly concentrated Meditation on the fixed pole-star comes a knowledge of the motions of the stars.

मूल सूक्त–

नाभिचक्रे कायव्यूहज्ञानम्॥ 29॥

काव्यानुवाद–

संयम नाभि चक्र माँहिं संभव, सकल देह नाड़ी को अनुभव।
देह व्यूह विज्ञान सुजाना, देह ज्ञान तव पूरन जाना। 29।

भावार्थ–

मनुष्य एक जैवीय जटिल संरचना है। इसमें अगणित नाड़ियों, स्नायु-तंत्रों का जाल है। शारीरिक विज्ञान के गूढ़ अन्वेषण ने बताया है कि मनुष्य के शरीर में 72 करोड़, 72 लाख, 62 हजार नाड़ियाँ हैं। देह-संरचना के हर अंग की अलग ही महत्ता, सत्ता, इयत्ता और अस्तित्व है। एक भी नस के संचालन में बाधा होते ही हम पीड़ा से विचलित हो जाते हैं। देह की अति-आंतरिक संरचना में देह के अंगों में दैहिक शक्तियों के साथ ही आध्यात्मिक ऊर्जा भी छिपी है, जिसे जाग्रत् करने का विज्ञान योग में ऋषिवर ने सिखाया है। शरीरस्थ चक्रों में मूलाधार, स्वाधिष्ठान, मणिबंध, विशुद्ध चक्र, आज्ञा चक्र और सहस्रार अथवा ब्रह्मरंध्र तक की यात्रा पूर्णता की ओर ले जाती है। संस्कृत भाषा का अद्‌भुत सौंदर्य है कि गुणों के आधार पर ही अधिकांश नामकरण होता है; जैसे चक्रों में मणिबंध नाम अर्थात् नाभि चक्र के क्षेत्र में स्थित इस चक्र में मणियाँ अर्थात् सिद्धियाँ छुपी हुई हैं। इसी चक्र पर कुंडलिनी जागरण का बिंदु है, जो जाग्रत् होकर ब्रह्मरंध्र तक जाता है। नाभि चक्र का योग में गहरा महत्त्व है। यह हिरण्यगर्भ का वह क्षेत्र है, जहाँ सृजन की ऊर्जा और शक्तियों का स्रोत समाहित है। यहीं पर कुंडलिनी की सोई हुई शक्ति को जाग्रत् करने का केंद्र है। नाभि चक्र में 'संयम' करने से योगी को सकल देह की आंतरिक संरचना का सूक्ष्म ज्ञान हो जाता है। नाभि चक्र में सन्निहित आध्यात्मिक ऊर्जा का ज्ञान और स्फुरण भी योगी को इसी चक्र से होता है। कायव्यूहज्ञानम् अर्थात् काया की सकल जटिलता और छिपी हुई ऊर्जा का ज्ञान नाभि चक्र में 'संयम' से योगी को होता है। साधक को निर्देश भी हैं कि इसे विशेष रूप से सतर्क होकर जाग्रत् किया जाए। नाभि चक्र अति संवेदनशील चक्र बिंदु है। इसकी शक्ति जाग्रत् होने

पर इसे अपूर्व अनुभूतियाँ और उपलब्धियाँ होती हैं। योगी को इस बिंदु की ऊर्जा को संयमित करने की शक्ति में भी समर्थ होना चाहिए।

Perfectly concentrated Meditation on the centre of force in the lower trunk brings an understanding of the order of the bodily powers. We are coming to a vitally important part of the teaching of YOGA: namely the spiritual man's attainment of full self-consciousness, the awakening of the spiritual man's as a self-conscious individual, behind and above the natural man. In the awakening, and in the process of gestation, which precedes it, there is a close relation with the powers of the man, which are, in a certain sense, the projection, outward and downward, of the powers of the spiritual man. This is notably true of that creative power of the spiritual man which, when embodied in the natural man, becomes the power of generation. Not only is the power the cause of the continuance of the bodily race of mankind, but further, in the individual, it is the key to the dominance of the personal life. Rising as it were through the life-channels of the body, it flushes the personality with physical force and maintains and colours the illusion that the physical life is the dominant and all-important expression of life. In due time, when the spiritual man has begun to take form, the creative force will be drawn off, and become operative in building the body of the spiritual man, just as it has been operative in the building of physical bodies, through generation in the natural world.

मूल सूक्त–

कण्ठकूपे क्षुत्पिपासानिवृत्तिः ॥ 30 ॥

काव्यानुवाद–

संयम कंठ कूप जिन संभव, तिन पावहिं कछु बिरले अनुभव।
भूख व प्यास निवृति को मूला, कंठ संयमन निवृति समूला। 30।

भावार्थ–

जिह्वा के मूल में स्थित कंठ कूप में संयम करने से योगी को दीर्घ अंतराल तक भूख-प्यास नहीं लगती। भूख-प्यास पर संयम और निवृत्ति से साधना में निर्बाध प्रवृत्ति की संभावना प्रबल होती है। यहाँ 'संयम' से देह केवल अपने संचालन भर के लिए जल और भोजन की माँग करता है, रसास्वादन के लिए नहीं। यह इंद्रियों के सिमटाव की यात्रा है। बार-बार भूख और प्यास की बाधा चित्त संयम में एक व्यवधान है, अतः कंठ कूप और जिह्वा के मूल में संयम से भूख-प्यास के आवेग कम हो जाते हैं।

By perfectly concentrated Meditation on the centre of force in the well of the throat, there comes the cessation of hunger and thirst.

मूल सूक्त–

कूर्मनाड्यां स्थैर्यम्॥ 31॥

काव्यानुवाद–

कूर्म रूप नाड़ी माँहि संभव, संयम यदि योगी को अनुभव।
देह चित्त स्थिर स्थिरता, पावहिं स्थित विरल विरलता। 31।

भावार्थ–

कूर्माकार नाड़ी, जो कंठकूप के नीचे वक्ष-स्थल में स्थित है, उसमें 'संयम' करने से योगी को साधना में अपेक्षाकृत अधिक स्थिर, अडिग और अचंचल अवस्था मिलती है।

योग-साधना में तन-मन की स्थिरता का बहुत अधिक महत्त्व है। साधक जितनी स्थिरता से, दृढ़ता से बिना हिले-डुले बैठ सके, उतनी ही गहरी साधना की संभावना बढ़ जाती है। जब तक साधक इंद्रियों के संपर्क में है, तब तक ही इंद्रियों के विषय उभर-उभरकर आते हैं; किंतु जब चित्त अंतस की चेतना से जुड़ जाता है तो हिलने-डुलने की इंद्रियों की माँग भी शिथिल हो जाती है।

उच्चतर चेतना ध्यान के अनंतर जब साधक में उतरती है, उस क्षण हिलने-डुलने से उसमें बाधा आने की संभावना होती है।

'गीता' में श्रीकृष्ण ने कहा है—

समं कायशिरोग्रीवं धारयन्नचलं स्थिरः।

—गीता, 6/13

शरीर सिर व ग्रीवा को समान व अचल रखे। मन की चंचलता या तन की चंचलता दोनों ही विक्षोभ पैदा कर साधना में बाधक हैं। ऋषिवर कहते हैं कि कूर्माकार नाड़ी पर संयम से स्थिरता आती है।

Through perfectly concentrated Meditation on the centre of force in the channel called the "tortoise-formed" comes steadfastness.

मूल सूक्त–

मूर्धज्योतिषि सिद्धदर्शनम्॥ 32॥

काव्यानुवाद–

संयम ब्रह्मरंध्र माँहि संभव, ज्योतिर्मयी ज्योति के अनुभव।
सिद्ध पुरुष दर्शन तिन सुलभा, भू द्यौ लोकन देव प्रगल्भा। 32।

भावार्थ–

यौगिक साधना में देह के विविध चक्रों में समाहित ऊर्जा का अपना-अपना विशिष्ट महत्त्व है। मूलाधार, स्वाधिष्ठान, मणिपुर, अनाहत, विशुद्ध, आज्ञा चक्र और अंतिम ब्रह्मरंध्र या सहस्रार तक यह ऊर्जा क्रमिक रूप से शरीरस्थ है। ब्रह्मरंध्र अंतिम चक्र है, जिसका योग-साधना में अवर्णनीय महत्त्व है। सहस्रार के ज्योति बिंदु पर 'संयम' करने से पृथ्वी और स्वर्ग लोक के बीच विचरण करनेवाले परम सिद्ध जनों के दर्शन होते हैं। ब्रह्मरंध्र दिव्य ऊर्जा का मूल स्रोत है, केंद्र है, जो 'संयम' से सिद्ध होने पर साधक को दिव्यता व सूक्ष्मता की ओर ले जाता है। वस्तुतः यह अवस्था साधक

की अक्लांत अध्यवसाय और धैर्य का दिव्य प्रसाद है।

Through perfectly concentrated Meditation on the light in the head comes the vision of the Master who has attained or through the divining power of tuition, he knows the things.

मूल सूक्त–

प्रातिभाद्वा सर्वम्॥ 33॥

काव्यानुवाद–

प्रातिभ ज्ञान परम उत्कर्षा, योगिन पर सिद्धिन की वर्षा।
ज्ञान सबहिं तिन सुलभ सहाई, सकल ज्ञान पूरन प्रभुताई। 33।

भावार्थ–

प्रातिभ ज्ञान परम उत्कर्ष ज्ञान है, जिसमें बिना 'संयम' के ही साधक को पूर्वोक्त सकल सिद्धियों का ज्ञान हो जाता है। प्रातिभ ज्ञान को दूसरे शब्दों में 'समग्र ज्ञान' कह सकते हैं, जो साधक के विवेक से निःसृत हुआ हो। प्रातिभ ज्ञान के तीन उद्‌गम बिंदु होते हैं। साधक की अतिचेतना, अंतश्चेतना और अवचेतना—इन तीनों की समग्र जाग्रत् शक्ति से साधक को सकल सिद्धियों की सिद्धि हो जाती है। देश, काल, गति, आवरण और दूरी सबसे ही परे देख पाने की अद्‌भुत क्षमता से युक्त प्रातिभ ज्ञान का स्वरूप ठीक वैसा ही है, जैसा कि सूर्य उदित होने से पूर्व सूर्य प्रभा में भी सब दिखाई देता है। प्रातिभ ज्ञान सिद्ध होने पर साधक को तल, अतल, भूतल, रसातल, अंतरिक्ष एवं खगोलीय गतिविधियों और संभावनाओं का ज्ञान हो जाता है। सब दूरियाँ उसके लिए मिट-सी जाती हैं।

'प्रातिभ' शब्द भी यही ध्वनित करता है, अर्थात् पूर्व आभास। इसी विभूतिपाद के 36, 52, 53 और 54 सूक्त में इसी प्रातिभ ज्ञान का विवरण है।

मूल सूक्त–

हृदये चित्तसंवित् ॥ 34 ॥

काव्यानुवाद–

संयम हृदय माँहिं जिन संभव, चित्त स्वरूप होहिं तिन अनुभव।
चित्त स्वरूपहिं ज्ञान महाना, वृतियन सहित चित्त को जाना। 34।

भावार्थ–

मन-चित्त का मूल उद्गम बिंदु हृदय है। भाव यहीं भावित होते हैं। भावनाओं का संसार यहीं पर है। हृदय पर 'संयम' करने से साधक को चित्त का स्वभाव, स्वरूप और चित्तवृत्तियों का ज्ञान होता है, जो साधक की आत्मिक प्रगति में सहायक सिद्ध होता है। चित्तवृत्तियाँ ही तो नचाती हैं, अतः इनके स्वभाव और संयम की शक्ति हृदय पर 'संयम' से आती है।

हृदयेन् सत्यम्। —यजुर्वेद।

हृदय में सत्य का उदय होता है और

सतः सज्जायते—अर्थात् सत से ही सत उत्पन्न होता है।

अतः हृदय पर 'संयम' से साधक को मनस-ग्रंथियों को सुलझाने की सही विधि और शक्ति मिलती है।

By perfectly concentrated Meditation on the heart, the interior being, comes the knowledge of consciousness.

मूल सूक्त–

सत्त्वपुरुषयोरत्यन्तासङ्कीर्णयोः प्रत्ययाविशेषो भोगः
परार्थत्वात्स्वार्थसंयमात्पुरुषज्ञानम् ॥ 35 ॥

काव्यानुवाद–

सत्त्व पुरुष हैं दोऊ भिन्ना, हो प्रतीत, जस होत अभिन्ना।
यहि अभेद भोगन को मूला, स्वार्थ संयमन ज्ञान समूला। 35।

भावार्थ–

सत्त्व (बुद्धि) और पुरुष सर्वथा भिन्न हैं। नित्य से अनित्य का योग हो ही नहीं सकता। बुद्धि जड़, चंचल व परिणामी है तथा पुरुष चेतन व अपरिणामी है। ये दोनों भिन्न हैं, किंतु एक प्रतीत होते हैं। यही भोग है। अविद्या-अज्ञान के कारण बुद्धि और पुरुष का एक प्रतीत होना 'अस्मिता' है। उससे पृथक् जो स्वार्थ-प्रतीति है, उसमें साधक यदि 'संयम' अर्थात् धारणा, ध्यान और समाधि को सिद्ध करता है तो साधक को पुरुष का ज्ञान होता है।

The personal self seeks to feast on life, through a failure to perceive the distinction between the personal self and the spiritual man. All personal experiences really exist for the sake of another: namely the spiritual man. By perfectly concentrated Meditation on experience for the sake of the self comes a knowledge of the spiritual man.

मूल सूक्त–

ततः प्रातिभश्रावणवेदनादर्शास्वादवार्त्ता जायन्ते॥ 36॥

काव्यानुवाद–

स्वार्थ संयमन सिद्धिन आकर, गत आगत भूगर्भ उजागर।
श्रवण गंध रस दिव्य दर्शना, अरु दैविक स्पर्श व्यञ्जना। 36।

भावार्थ–

उपर्युक्त कथित स्वार्थ-संयम से प्राप्त होनेवाली छह सिद्धियाँ हैं—

प्रातिभ—इस सिद्धि के सिद्ध होने पर साधक को कुछ भी जान पाना असंभव नहीं होता। दूर-सुदूर देश, भूत-वर्तमान-भविष्य, आवृत-अनावृत, भूगर्भ-अंतरिक्ष, प्रकृति में संभावित घटनाओं का ज्ञान और आभास आदि।

श्रवण—श्रवण इंद्रिय विशेष दिव्य शक्तिमय पूरित होती है, जिससे दिव्य ध्वनि और अति-अति दूर होनेवाली सूक्ष्मतम ध्वनि सुन पाने की शक्ति मिलती है।

वेदन—इस सिद्धि से साधक को दिव्य स्पर्श को अनुभव कर पाने की अद्भुत क्षमता मिलती है।

आदर्श—चक्षुओं में दिव्य रूप-दर्शन की विस्मयकारी दिव्य दृष्टि मिलती है।

आस्वाद—दिव्य रस आस्वादन और दिव्य स्वाद अनुभव की शक्ति मिलती है।

वार्ता—घ्राण शक्ति में अपूर्व क्षमता मिलती है, जिससे दिव्य सुगंध का अनुभव कर पाने में साधक समर्थ होता है।

Thereupon are born the divine power of intuition, and the hearing, the touch, the vision, the taste and the power of smell of the spiritual man.

मूल सूक्त–

ते समाधावुपसर्गा व्युत्थाने सिद्धयः ॥ 37 ॥

काव्यानुवाद–

सकल सिद्धियाँ बिघ्न सरूपा, बाधक साधक को बहुरूपा।
इनके मोहक रूप घनेरे, बहुतेरे साधक को घेरे। 37।

भावार्थ–

यौगिक दृष्टि से इन सिद्धियों के प्रति राग नहीं, अपितु वैराग्य करने के निर्देश में छिपे गहन मर्म का गहरा विश्लेषण है। भौतिक जगत् में जैसे धन, ऐश्वर्य, माया, संपदा, वैभव आदि का स्थान है, जो इंद्रियों को तो सुख देता है, किंतु इनके प्रति आसक्ति से और इनके संरक्षण की चिंता से, राग-द्वेष, क्रोध, छल, अहं आदि अनेको मनोविकार उपजते हैं, जो मनुष्य में जड़ता और चित्त को विकारी बनाकर आत्मोन्नति में बाधक हैं।

ठीक वैसे ही उपर्युक्त छह सिद्धियाँ समाधि की सिद्धि में बाधक हैं, जिसे स्पष्ट करते हैं।

यद्यपि ये दिव्य शक्तियाँ अद्‌भुत, विस्मयकारी और साधक की गहन साधना का परिणाम हैं, जिन्हें साधक ने दृढ़ चित्त-शक्ति और सतत ध्यान से पाया है, दुरूह साधना से सिद्ध किया है; किंतु इन सिद्धियों का लोभ, प्रलोभन, आकर्षण और इनसे मिलनेवाला सुख, अपवर्ग और ब्रह्मैकत्व में बाधा है।

साधक का लक्ष्य सिद्धियाँ नहीं, स्वयं सिद्ध होना है। किसी संत ने इन सिद्धियों को धान का भूसा कहा है। योगी को तो फूल की सुगंध से भी अधिक सूक्ष्म होना है, अर्थात् फूल की सुगंध में भी भार है, उससे भी अधिक भारहीन होना है।

ध्यान में प्रगति होने पर ये अनुभूतियाँ और सिद्धियाँ तो मिलती ही हैं; किंतु ये लक्ष्य नहीं, अपितु बाधाएँ हैं। इन सिद्धियों के आकर्षण और इस आधार पर मिलनेवाला मान-आदर जड़ता और अहंकार का कारण होता है। जंजीर सोने की हो या लोहे की—दोनों ही बंधन हैं, अर्थात् लौकिक सुख भौतिक जगत् में और अलौकिक सिद्धियाँ आध्यात्मिक जगत् की अंतर्यात्रा में बाधक हैं। सिद्धियों को पा लेने के बाद जो साधक व्युत्थान दशा में आते हैं और आत्म-सिद्धि की अग्रिम यात्रा नहीं करना चाहते और वे इसी में हर्षित हैं, ऐसे साधकों के लिए ये वास्तविक सिद्धियाँ हैं।

These powers stand in contradistinction to the highest spiritual vision. In manifestation, they are called magical powers.

मूल सूक्त–

बन्धकारणशैथिल्यात्प्रचारसंवेदनाच्च चित्तस्य परशरीरावेशः ॥ 38 ॥

काव्यानुवाद–

बंधन कारण करम अपारा, जनमहिं भोग हेतु बहुबारा।
चित्तवृत्ति यदि ज्ञान विशेषा, पर काया महँ सहज प्रवेशा। 38।

भावार्थ–

मनुष्य के बंधन का कारण केवल उसके कर्मों से बने जटिल संस्कार हैं। अवश्यमेव भोक्तव्यं—कर्म भोग अनिवार्य है और प्रकृति में अनिवार्य का निवारण नहीं। पुनरपि जन्म-मरण का कारण केवल किए हुए कर्मों का संस्कार ही हैं। अंत:करण सूक्ष्म शरीर है, जिसके चार अंग—मन, बुद्धि, चित्त और अहंकार हैं। संस्कार का स्वामित्व इतना प्रबल है, जो मन, बुद्धि, चित्त, अहं—सभी पर शासन करता है। जन्म-जन्मांतर तक जीवन की डोर संस्कारों के आधार पर निर्मित व संचालित होती है। मन संकल्प-विकल्प में रत है, बुद्धि-विवश है, जो गत जमे हुए संस्कारों के आधार पर ही निर्णय लेने को बाध्य है। चित्त पर भी गत संस्कारों के अनुसार वही भाव स्फुरित होते हैं, जो संस्कार भोग की ओर ले जाते हैं, अर्थात् भाव भी वही भावित होते हैं, जैसे संस्कारों के बीज हैं। यह कर्म-व्यूह जैसे जन्म-जन्मांतर केवल संस्कार भोग के लिए हम यंत्रवत् जीते व मरते हैं।

बहु जन्मों की पुष्टि—श्रीकृष्ण अर्जुन से कहते हैं, 'हे अर्जुन!

बहूनि मे व्यतीतानि जन्मानि तव चार्जुन।
तान्यहं वेद सर्वाणि न त्वं वेत्थ परंतप॥'

—गीता, 4-5

'हे अर्जुन! तेरे और मेरे पहले भी अनेको जन्म हो चुके हैं। उन जन्मों को तू नहीं जानता; लेकिन मैं उन सभी जन्मों को जानता हूँ।'

कषाय, विकारी वृत्ति, अज्ञान और अहं के कारण भोगने के साथ नए-नए संस्कार भी बनते जाते हैं। यह तभी शेष होते हैं, जब सात्त्विक संस्कारों का उदय, भगवत्कृपा से, जब अंत:करण की शुद्धि का विचार संप्रेषित होकर चारों अंगों की पूर्ण शुद्धि का दृढ़ संकल्प मन में जागता है, तब उस पुण्य क्षण को 'सत्त्व संशुद्धि' कहते हैं। इस सत्त्व संशुद्धि से संस्कारों की जटिलता और प्रगाढ़ता शिथिल होती है और समाधि के अभ्यास से अंत:करण के चारों अंग—जो संस्कारों की टिघलन के यंत्र मात्र थे—सत्त्व संशुद्धि से आत्मोद्धार के उपकरण हो जाते हैं। आत्म-संशुद्धि से साधक को

इतनी विलक्षण और अद्‌भुत शक्ति आती है कि वह चित्त की सूक्ष्म गतियों से परिचित होकर अब अपने ही चित्त को निकालकर किसी अन्य के शरीर में प्रवेश कराने की क्षमता प्राप्त कर लेता है। धारणा, ध्यान व समाधि के एकनिष्ठ दृढ़ अभ्यास से साधक का चित्त के साथ संबंध टूट जाता है और चित्त गति को आत्मसात् कर अपने ही चित्त को दूसरे की देह में प्रवेश करने की शक्ति से युक्त हो जाता है।

परशरीरावेशः—परकाया प्रवेश की विलक्षण और अद्‌भुत क्षमता प्राप्त होती है।

Through the weakening of the causes of bondage, and by learning the method of passing, the consciousness is transferred to the other body.

मूल सूक्त–

उदानजयाज्जलपङ्ककण्टकादिष्वसङ्ग उत्क्रान्तिश्च॥ 39॥

काव्यानुवाद–

वायु 'उदान' विजित जिन कीन्हाँ, ऊर्ध्व वेग मग उत्तम चीन्हाँ।
कंटक पंक जलादि असंगा, जदपि संग पर होत न संगा। 39।

भावार्थ–

वायु जीवन का आधार है, प्राण है।

प्राणाय नमो यस्य सर्वमिदं वशे।

—*अथर्ववेद, 11/4/1*

जिसके अधीन यह सब जगत् है, उस प्राण को नमन है। यद्यपि प्राण सर्वत्र है, किंतु शारीरिक व्यवस्था में प्राण के कुछ क्रियाभेद हैं, जिनके आधार पर प्राण को प्राण, अपान, समान, व्यान और उदान नाम से इन पाँच भागों में क्रियाभेद के आधार पर जाना गया।

प्राण—यह पाँचों का आधार प्राण है। मुख और नासिका के अग्र भाग

से इस प्राण वायु को शरीर में प्रवेश कराते हैं, जिसका देश हृदय तक है।

अपान—इसकी शरीर में नीचे की ओर गति है। नाभि से लेकर पग तक इसका गमन क्षेत्र है। मल-मूत्र त्याग, गर्भ आदि इसी के वेग से नीचे की ओर गमन करते हैं।

समान—हृदय से लेकर नाभि तक ही इसका देश है, जो ग्रहण किए आहार के रसों को समुचित विधि से सारे शरीर में संप्रेषित करता है। जैसा कि इसके नाम से ध्वनित है—समान, इसकी गति सम है।

व्यान—इसका क्षेत्र व्यापक है। यह समस्त शरीर के अंग-अंग में, सूक्ष्म स्नायु नाड़ियों में गतिमान है।

उदान—कंठ स्थित और ऊपर की ओर गतिवाले इस 'उदान' प्राण का देश कंठ से लेकर सिर के सबसे ऊपरी भाग तक है। इसे 'ब्रह्मरंध्र' भी कहते हैं। 'उदान' प्राण की ऊर्ध्वगामी शक्ति है, जिस पर साधक की गहन साधना से साधक का गुरुत्व सूक्ष्मता में आवर्तित होता है। वह इतना भारहीन हो जाता है कि जल, पंक और कंटक में उसके पैर नहीं धँसते। दिव्यता सूक्ष्म है, ऊर्ध्वगामी है, तभी तो ज्योति सदा ऊपर की ओर जाती है। अंततः उदान वायु पर ध्यानावस्थित हो जाने पर साधक के प्राण भी भारहीन होकर ऊर्ध्व गति से ब्रह्मरंध्र से निकलते हैं। प्रयाण की इस दिव्य और सर्वोच्च स्थिति का वर्णन उपनिषदों में है। प्रश्नोपनिषद्, 3/5-7, कठोपनिषद्, 2/3/16। यौगिक साधक का यह रूपांतरण, यह अवस्था दिव्य है, अलौकिक है, अद्भुत है। परम योगी को ही यह अवस्था उपलब्ध होती है।

Through mastry of the upward life comes freedom from the dangers of water, mud and thorny places, and the power of ascension is gained.

मूल सूक्त—

समानजयाज्ज्वलनम् ॥ 40 ॥

काव्यानुवाद–

वायु 'समान' विजित जिन कोई, दीप्तिमान योगी तिन होई।
संयम शक्ति महान् महाना, विजित 'समान' वायु तिन जाना। 40।

भावार्थ–

योगी जब 'समान' प्राण पर संयम से दृढ़ अधिष्ठित हो जाता है तो वह समान वायु को सिद्ध करने की सामर्थ्य पा लेता है, जिससे उसका शरीर अग्नि के सदृश्य ज्योतिर्मय, प्रकाशवान् और दीप्तिवान् हो जाता है। समान वायु का देश चूँकि हृदय से नाभि तक है, अतः जठराग्नि और समान वायु का आंतरिक संबंध है। समुचित पाचन से बने रसों को शरीर में संचरित करने का काम भी देह के इसी भाग में होता है, जिससे भी तेजस्विता आती है। समान वायु पर साधक का संयम जठराग्नि को जीत लेता है। यह 'संयम' अग्नि के समान प्रदीप्त होकर साधक को प्रदीप्त करने में समर्थ होता है।

By mastery of the binding-life comes radiance.

मूल सूक्त–

श्रोत्राकाशयोः सम्बन्धसंयमादिद्व्यं श्रोत्रम्॥ 41॥

काव्यानुवाद–

यदि आकाश श्रोत्र संबंधा, यौगिक संयम फलित प्रबंधा।
दिव्य अलौकिक शब्द सुनाई, संभव ताहि जहाँ कहुँ जाई। 41।

भावार्थ–

आकाश की तन्मात्रा नाद है और कर्ण का विषय नाद है। इस तरह आकाश, नाद और कर्ण—तीनों अंतरंग रूप से जुड़े हुए हैं। श्रोत्र और आकाश संबंध को 'संयम' से जो साधक सिद्ध कर लेता है, वह कहीं भी दूर-सुदूर होनेवाली ध्वनि को सुन पाने की सामर्थ्य, युक्त हो जाता है।

आकाश व्यापक है, सर्वत्र है, अतः उसके अंदर होनेवाले नाद एवं

ध्वनि भी व्यापक हैं। जिस योगी ने श्रोत्र-आकाश संबंध का 'संयम' सिद्ध किया, वह अनंत दूर की ध्वनियाँ, सकल दिव्य ध्वनियाँ सहज ही सुन पाने में समर्थ हो जाता है।

From perfectly concentrated Meditation on the correlation of hearing and the ether comes the power of spiritual hearing.

मूल सूक्त–

कायाकाशयोः सम्बन्धसंयमाल्लघुतूलसमापत्तेश्चाकाशगमनम्॥ 42॥

काव्यानुवाद–

यदि आकाश देह संबंधा, यौगिक संयम फलित प्रबंधा।
अणु सों महत महत लघु क्षमता, नभ विचरण तदरूप कुशलता। 42।

भावार्थ–

देह और आकाश में 'संयम', अर्थात् धारणा, ध्यान और समाधि को यदि योगी सिद्ध करता है तो उसमें आकाश की तरह व्यापक होने की क्षमता आती है। जिस पर ध्यान किया जाता है, उसके ही गुणों का समावेश साधक में आता है। इस तरह रुई आदि भारहीन तत्त्व के ध्यान से साधक भी भारहीन होकर व्यापक आकाश में भारहीन होकर कहीं भी गमन कर सकता है। एक तरह से कह सकते हैं कि योगी की गुरुता योग बल से सूक्ष्मता या भारहीनता में परिणत होती है। कह सकते हैं कि इस प्रकार जड़ता-विहीन होकर आकाश-गमन करने की सामर्थ्य सिद्धि होती है।

By perfectly concentrated Meditation on the correlation of the body with the ether, and by thinking it as light as thistle-down will come the power to traverse ether.

मूल सूक्त–

बहिरकल्पिता वृत्तिर्महाविदेहा ततः प्रकाशावरणक्षयः॥ 43॥

काव्यानुवाद–

बहिरकल्पिता महा विदेहा, कल्पित मन बासहिं जब देहा।
ज्ञान आवरण होय निशेषा, योगी महाविदेह प्रदेशा। 43।

भावार्थ–

बहिरकल्पिता अर्थात् शरीर के बाहर अकल्पिता वृत्ति का नाम 'महाविदेह' है, जिसकी शक्ति क्षमता है कि वह योगी के ज्ञान आवरण को क्षय करती है। इसका संबंध धारणा, मन और इंद्रिय के स्वरूप पर 'संयम' करने से है।

When the condition of consciousness is reached, which is far-reaching and not confined to the body, which is outside the body and not conditioned by it, then the veil which conceals the light is worn away.

मूल सूक्त–

स्थूलस्वरूपसूक्ष्मान्वयार्थवत्त्वसंयमाद्भूतजयः ॥ 44 ॥

काव्यानुवाद–

अन्वय अर्थवत्व स्थूला, सूक्ष्म सरूप अवस्था मूला।
करहिं संयमित सत्य प्रयोगी, पंचभूत विजयी तिन योगी। 44।

भावार्थ–

पाँचों भूत—पृथ्वी, जल, अग्नि, वायु, आकाश इन पाँचों के स्थूल, सूक्ष्म, स्वरूप, अन्वय और अर्थवत्व—इन पाँचों प्रकार की अवस्थाओं पर 'संयम' करने से योगी पाँचों भूतों को विजित करने के सामर्थ्य से युक्त होता है। इनमें से प्रत्येक की पाँच अवस्थाएँ होती हैं।

स्थूलावस्था—इंद्रियों द्वारा प्रत्यक्ष अनुभव-गम्य और जैसे यथावत् हम अपनी इंद्रियों से देखते हैं।

स्वरूपावस्था—इनके स्वरूप, लक्षण या अनुभूति। पृथ्वी का आकार, जल की नम्यता, अग्नि की उष्णता, वायु का स्पर्श, गति, कंपन, आकाश की शून्यता आदि।

सूक्ष्म या कारण अवस्था—इनको पंचभूत की तन्मात्राएँ भी कहते हैं; जैसे—पृथ्वी की तन्मात्रा गंध, जल की रस, अग्नि की रूप, वायु की स्पर्श और आकाश की शब्द या नाद है।

अन्वय अवस्था—पाँचों भूतों में जो इन तीनों की स्थूल, सूक्ष्म और स्वरूपावस्था है, वह इनकी अन्वय अवस्था है।

अर्थवत्व अवस्था—अर्थात् इनका प्रयोजन क्या है? ये पाँचों पंचभूत मनुष्य के भोग और मोक्ष के लिए हैं। यही इनका प्रयोजन है।

इन पाँच भौतिक तत्त्वों पर अनुक्रम से सकल अवस्थाओं को 'संयम' से जो योगी वश में कर लेता है, वह पाँच भौतिक तत्त्वों का सिद्ध योगी है। वह इन तत्त्वों पर विजय पा लेता है।

पाँच भौतिक तत्त्वों के 'संयम' से सिद्ध योगी को और क्या सिद्धि मिलती है, यह अग्रिम सूक्तों में वर्णित है।

Mastery of the elements comes from perfectly concentrated Meditation on their five forms: the gross, the elemental, the subtle, the inherent, the purpose. These five forms are analogous to those recognised by modern physics: solid, liquid, gaseous, radiant and ionic. When the piercing vision of the awakened spiritual man is directed to the forms of matter, from within, as it were, from behind the scenes, then perfect mastery over the "beggarly elements" is attained. This is, perhaps, equivalent to the injunction:" Inquire of the earth, the air, and the water, of the secrets they hold for you. The development of your inner senses will enable you to do this.

मूल सूक्त—

ततोऽणिमादिप्रादुर्भावः कायसम्पत्तद्धर्मानभिघातश्च॥ 45॥

काव्यानुवाद–

अणिमा लघिमा महिमा गरिमा, प्राप्य प्रकम्यवश शासन धर्मा।
पंचभूत योगी जिन विजिता, पावहिं पंचतत्त्व संप्रभुता। 45।

भावार्थ–

पाँच भौतिक तत्त्वों पर 'संयम' द्वारा सिद्धि, सिद्ध होने पर योगी को पारलौकिक शक्तियों व विभूतियों की अद्‍भुत शक्तियाँ मिलती हैं, जिनको ऋषिवर ने इस सूक्त में बताया।

अणिमा—अणु अर्थात् सूक्ष्मतम—सूक्ष्मतम रूप धारण की शक्ति और सिद्धि की प्राप्ति।

लघिमा—देह को भारहीन करने की क्षमता, इतना भारहीन कि गुरुत्वाकर्षण की सीमा से परे होकर योगी जल, पंक, कंटक पर निर्बाध, बिना धँसे चलने में समर्थ, आकाश-गमन की सामर्थ्य आदि। (योग-दर्शन, 3/39, 3/42)

महिमा—देह को बड़ा व मनचाहा, विशाल करने की क्षमता।

गरिमा—देह को भारी करने की क्षमता।

प्राप्ति—किसी भी इच्छित पदार्थ को मात्र संकल्प से प्राप्त करने की क्षमता।

प्राकाम्य—बिना किसी बाधा के, अनायास इच्छा-पूर्ति हो जाना।

वशित्व—पंचभूत और उनसे संबंधित सभी तत्त्वों का वशीकरण सामर्थ्य।

ईशित्व—अर्थात् स्वामित्व जो सिद्धियाँ पंच तत्त्वों पर मिली हैं, उन पर स्वामित्व व आधिपत्य की क्षमता।

कायसंपत्—अति सुंदर काया का स्वामित्व।

भूतों के धर्मों से निर्बाध—जैसे अग्नि का धर्म जलाना, जल का धर्म गीला करना है; किंतु पंचतत्त्वों के धर्म सिद्ध योगी को बाधित नहीं करते।

Thereupon will come the manifestation of the atomic and

other powers, which are the endowment of the body, together with its unassailable force.

मूल सूक्त–

रूपलावण्यबलवज्रसंहननत्वानि कायसम्पत् ॥ 46 ॥

काव्यानुवाद–

सुंदर आकृति रुचिर सुहावा, योगहिं बल संयम सों आवा।
बज्र भाँति दृढ़ बल बलवाना, रूप लावण्या काय निधाना। 46।

भावार्थ–

रूप, लावण्य, बल, देह–सौष्ठव, मनोहर आकृति, ओजस्वी प्रभा–युक्त मुखमंडल, वज्र के समान दृढ़ शारीरिक संरचना आदि ये सभी काया की संपदाएँ हैं।

Shapeliness, beauty, force, the temper of diamond : these are the endowments of that body.

मूल सूक्त–

ग्रहणस्वरूपास्मितान्वयार्थवत्त्वसंयमादिन्द्रियजयः ॥ 47 ॥

कव्यानुवाद–

ग्रहण स्वरूप अस्मिता अन्वय, अर्थ तत्त्व संयमन समन्वय।
अथ मन सहित इंद्रियन निग्रह, योगी पावहिं ब्रह्म अनुग्रह। 47।

भावार्थ–

मन सहित इंद्रियों की अवस्थाओं—ग्रहण, स्वरूप, अस्मिता, अन्वय और अर्थतत्त्व—इस पर संयम करने से योगी को मन सहित इंद्रियों पर 'संयम' हो जाता है।

मन सहित इंद्रियों पर विजय के अद्भुत फल और शुभ परिणामों को अगले सूक्त में बताया है।

Mastery over the powers of perception and action comes through perfectly concentrated Meditation on their five-fold forms,: namely their power to grasp their distinctive nature, the element of self-consciousness in them, their inherence and their purposiveness.

मूल सूक्त–

ततो मनोजवित्वं विकरणभावः प्रधानजयश्च॥ 48॥

काव्यानुवाद–

मन समान गति गमन अरूपा, बिना देह अनुभवहिं सरूपा।
फिरै देह बिनु महाविदेहा, प्रकृति प्रभुत्व न कछु संदेहा। 48।

भावार्थ–

मनोजवित्वं—मन के सदृश गति। मन सहित इंद्रियों को विजित करने से योगी अति विशिष्ट विभूतियों से विभूषित हो जाता है।

सृष्टि में मन से अधिक वेग किसी अन्य तत्त्व का नहीं है। मन सहित इंद्रियों पर विजय सिद्ध करने से योगी मन के समान गति पाने में समर्थ हो जाता है। स्थूल देह और इंद्रियों के सहित ही मन की गति से युक्त होता हुआ वह एक क्षण में कहीं भी दूर-सुदूर, देश-देशांतर में जा सकता है।

विकरण भावः—शरीर के बिना भी विषयों का अनुभव कर पाने की क्षमता स्थूल देह के बिना ही भूगर्भ, अंतरिक्ष, दूर देशों के पदार्थों को देख पाने की क्षमता (योग-दर्शन, 3/43) परकाया प्रवेश तक की क्षमता (योग-दर्शन, 3/38) इसी 'संयम' का परिणाम है।

प्रधानजय—प्रकृति पर अधिकार।

प्रकृति के तत्त्वों पर अधिकार, मन सहित इंद्रियों पर विजय 'प्रधानजय' है। यह 'संयम' ही प्रकृति की लय अवस्था है।

Thence comes the power swift as thought, independent of instruments, and the mastery over matter.

मूल सूक्त–

सत्त्वपुरुषान्यताख्यातिमात्रस्य
सर्वभावाधिष्ठातृत्वं सर्वज्ञातृत्वं च॥ 49॥

काव्यानुवाद–

प्रकृति पुरुष मूलहिं अति भिन्ना, जिन योगिन यहि ज्ञान प्रपन्ना।
वे सर्वज्ञ सबीज समाधि, अरु स्वामित्व सकल संप्रभु निधि। 49।

भावार्थ–

प्रकृति और पुरुष सर्वथा भिन्न हैं। इनके पृथकत्व का ज्ञान ही 'सबीज समाधि' है। इनकी भिन्नता का सत्य तथ्य आत्मसात् होते ही योगी सकल भावों का स्वामित्व, आधिपत्य पा जाता है। अब वह तत्कालदर्शी नहीं, वरन् त्रिकालदर्शी की क्षमता से युक्त हो जाता है। तीनों कालों में स्थित तीनों गुणों की अवस्थाओं से विज्ञ होता हुआ अब वह 'योगी सर्वज्ञ' है।

When the spiritual man is perfectly disentangled from the psychic body, he attains the mastery over all things and to a knowledge of all.

मूल सूक्त–

तद्वैराग्यादपि दोषवीजक्षये कैवल्यम्॥ 50॥

काव्यानुवाद–

प्रचुर सिद्धियाँ अपि वैरागा, तब जानो 'कैवल्य' है जागा।
दोष बीज क्षय सकल निरोधा, तब निर्बीज समाधि प्रबोधा। 50।

प्रसंग—संपूर्ण योग-दर्शन क्रमशः मनोवैज्ञानिक, दार्शनिक और आध्यात्मिक, दैहिक, दैविक, आत्मिक और प्राकृतिक सभी तथ्यों व तत्त्वों को सत्यापित करता हुआ मनुष्य को सर्वोच्च सिद्धि 'कैवल्य' तक लाकर कारण में विलीन करने तक की आंतरिक यात्रा है; जिसमें साधक की दृष्टि, वैरागी चित्त अवस्था पर केवल अपवर्ग और ब्रह्मैकत्व पर ही टिकी है। उसी बिंदु पर ऋषिवर का यह सूक्त है।

भावार्थ–

पूर्वोक्त कथित अद्‌भुत, विलक्षण अनुभूतियों व सिद्धियों के सिद्ध होने पर भी साधक की वृत्ति वैरागी रहे। योगी इनके प्रलोभन, आकर्षण और दंभ या मोह में न फँसकर इनके प्रति विरत भाव से रहे। योगी सर्वथा असंग, असंपृक्त, निःस्पृह, निरासक्त, निर्विकार और कूटस्थ मनःस्थिति में रहे। इस दृढ़ अविचल कूटस्थ परम वैराग्य से जब दोषों के बीज रूप अंतिम वृत्ति का भी सर्वथा निरोध हो जाता है, तब 'निर्बीज समाधि' हो जाती है।

इस परम दुर्लभ बिंदु तक आने पर अपनी वृत्तियों के संस्कारों सहित चित्त अपने कारण में विलीन हो जाता है और पुरुष अपने सत्य आत्म-स्वरूप में स्थित हो जाता है। अब योगी निर्गुणी अवस्था में है, अब गुणों के साथ सर्वथा वियोग हो चुका। यही कैवल्य है।

यदा विनियतं चित्तमात्मन्येवावतिष्ठते।
निःस्पृहः सर्वकामेभ्यो युक्त इत्युच्यते तदा॥

—गीता, 6/18

योगाभ्यास द्वारा वशीभूत मन जब परमात्मा में रम जाता है, तब मनुष्य की सभी कामनाएँ नष्ट हो जाती हैं। ऐसे मनुष्य को 'योगी' कहते हैं।

By absence of all self-indulgence at this point, when the seeds of bondage to sorrow are destroyed, pure spiritual being is attained.

मूल सूक्त–

स्थान्युपनिमन्त्रणे सङ्गस्मयाकरणं पुनरनिष्टप्रसङ्गात्॥ 51॥

काव्यानुवाद–

लोकपाल देवन आमंत्रण, रहो सचेत प्रलोभन के क्षण।
किंचित् करहु न ज्ञानिहुँ दंभा, पुनि अनिष्ट संभव आरंभा। 51।

भावार्थ–

प्रलोभन के आकर्षण बहुत फिसलन–युक्त हैं। सिद्ध योगी को अनेको दिव्य शक्तियाँ अपनी ओर प्रलोभनों को दिखाकर आकर्षित करती हैं। योगी की इस दुर्लभ अवस्था में ऋषिवर साधकों को प्रलोभनों व आकर्षणों के प्रति सचेत करते हैं। स्वाभाविक है, जहाँ सत्त्व गुणी योगी होते हैं, वहाँ उनका आदर–सम्मान भी समाज की परंपरा है। दैवी शक्तियाँ तक उनका सम्मान करती हैं और देवता देवलोक के सुखों का प्रलोभन देते हैं, देवलोक के सुखों से आकर्षित करते हैं, यथाशक्ति योगी के चित्त को विचलित करने का प्रयास करते हैं। योगी को अतिशय आदर, पूजन और महिमा–मंडन से सतर्क रहना और सदा बचना चाहिए। किंचित् भी यह विचार योगी को नहीं आना चाहिए कि मैं 'सिद्ध योगी' हो गया हूँ। जैसे पारे को एकस्थित में पकड़े रहना दुष्कर है, ठीक वैसे ही योगी को अपने अंतर्मन को दृढ़ता से स्थिर रखना दुष्कर और दुःसाध्य होता है। अपनी सिद्धि की बार–बार प्रशंसा सुनकर अहं के पुनः प्रवेश की संभावना रहती है, जो योगी के लिए बहुत घातक है और योगी को पुनः उच्च स्तर से नीचे ला सकती है। योगी को चित्त में यह भाव भावित होने चाहिए कि भक्त सदा रहता है। बस, भाव सेतु से जुड़ता या टूटता रहता है। प्रशांत मन और सुदृढ़ आत्मिक साहस से केवल आध्यात्मिक चेतना से जुड़े रहो। एक सुदृढ़ अभीप्सा को थामे रहो, जगत्, अहं, प्रलोभन और मान के एक भी निर्बल क्षण में पतन की संभावना है। अतः योगी का संपूर्ण ध्यान इस योग सेतु पर ही हो, यही सार्थक है, यही पूर्ण है, यही पूर्णता है।

There should be complete overcoming of allurement or pride in the invitations of the different realms of life, least attachment to things evil arise once more.

मूल सूक्त–

क्षणतत्क्रमयोः संयमाद्विवेकजं ज्ञानम् ॥ 52 ॥

काव्यानुवाद–

निमिष-निमिष क्षण-क्षण अरु क्रम-क्रम,
करहिं संयमित क्रमिक संयमन।
उपजहिं तासों ज्ञान विवेका,
मिलहिं अनुग्रह विविध अनेका। 52।

भावार्थ–

समय-सारिणी के गणित में काल के सूक्ष्मतम भाग द्वारा जिसको अब और विभाजित नहीं किया जा सकता है, उसको 'क्षण' कहते हैं। क्रम का अर्थ एक के बाद दूसरा, बीच में कोई नहीं, कुछ नहीं, कभी दो एक साथ नहीं। कभी न विखंडित होनेवाला क्षण का 'अखंड क्रम', यह क्षण की परिभाषा है। इस क्षण और इसके क्रम पर 'संयम' करने से विवेक-जन्य ज्ञान का उदय होता है।

From perfectly concentrated Meditation on the division of time and their succession comes that wisdom which is born of discernment.

मूल सूक्त–

जातिलक्षणदेशैरन्यतानवच्छेदात्तुल्ययोस्ततः प्रतिपत्तिः ॥ 53 ॥

काव्यानुवाद–

लक्षण जाति देश सों भेदन, संभव नाहिं लगत उच्छेदन।
तुल्य वस्तु संभव नहिं भेदा, ज्ञान विवेक करहिं उच्छेदा। 53।

भावार्थ–

वस्तुओं को अति सूक्ष्मता से जान पाने के लिए कुछ आधार माने जाते हैं। किसी वस्तु की जाति, लक्षण, रंग, आकृति, आकार, देश आदि सामान्य रूप से इन्हीं को आधार मानकर वस्तुओं का विवेचन किया जाता है। किंतु इन कसौटियों के आधार पर यदि किन्हीं दो एक-सी प्रतीत होनेवाली वस्तुओं का भेद स्पष्ट न हो सके तो जो इस भेद को स्पष्ट करा सके, उसे 'विवेक ज्ञान' कहते हैं।

Hence comes discernment between things which are of like nature, not distinguished by difference of kind, character or position. Here, as also in the preceding Sutra, we are close to the doctrine that distinction of order, time and space are creations of the mind: the three-fold prism through which the real object appears to us distorted and refracted. When the prism is withdrawn, the object returns to its primal unity, no longer distinguishable by the mind, yet clearly knowable by the high power of spiritual discernment, of illumination, which is above the mind.

मूल सूक्त–

तारकं सर्वविषयं सर्वथाविषयमक्रमं चेति विवेकजं ज्ञानम्॥ 54॥

काव्यानुवाद–

सब विधि सबको जाननहारा, भव सागर सों तारनहारा।
अब बिनु क्रमहिं सबहिं सब ज्ञेया, यह विवेक ज्ञाना अति श्रेया।54।

भावार्थ–

आध्यात्मिक लक्ष्य पर केंद्रित योगी की प्राण सत्ता और प्राण प्रकृति ब्रह्म की ओर उन्मुक्त है। योगी के सभी चेतन- बिंदुओं पर दिव्यता उतर चुकी है। यह विवेकज ज्ञान कैवल्य अवस्था को दृढ़तर करने का हेतु है।

यह 'विवेकज ज्ञानम्' भव सागर से तारने वाला है। सभी विषयों का ज्ञान दाता और ज्ञानवर्धक है। इसमें क्रम का भी बंधन नहीं। यह 'अक्रमम्'

है, अर्थात् बिना क्रम के एक साथ जाना जा सकता है। यह ज्ञान अपरिवर्तनीय है। समाधि पाद के सूक्त 16 में इसी ज्ञान को 'पुरुष ख्याति' के नाम से परम वैराग्य का हेतु बतलाया है।

The wisdom which is born by discernment is star-like: it discerns all things, and all conditions of things, it discerns without succession: simultaneously.

मूल मंत्र–

सत्त्वपुरुषयोः शुद्धिसाम्ये कैवल्यमिति ॥ 55 ॥

काव्यानुवाद–

पुरुष और बुद्धि दोउन की, सम भावन जब शुद्धि उनकी।
कृपासिंधु करुणागर द्वारा, ही 'कैवल्य' पाय उद्धारा। 55।

भावार्थ–

बुद्धि और पुरुष अर्थात् नित्य और अनित्य सर्वथा भिन्न हैं, यह ज्ञान है। अभी तक बुद्धि और पुरुष के अभिन्न होने का जो अज्ञान था, वह अब विलीन हो गया। इस बिंदु पर बुद्धि अपने कारण में विलीन होने को तत्पर है तो पुरुष अज्ञान के सकल आवरण और विकारों से मुक्त होकर अपने निज स्वरूप में स्थित हो रहा है। इस प्रकार पुरुष और बुद्धि दोनों ही समभाव से शुद्ध होते हैं,। तब 'कैवल्य' घटित होता है। यही कैवल्य है।

When the gesture and the spiritual man are alike pure, then perfect spiritualism is attained.

अथ विभूतिपाद इति।

□

अध्याय–4

कैवल्यपाद

मूल सूक्त–

जन्मौषधिमन्त्रतपःसमाधिजाः सिद्धयः ॥ 1 ॥

काव्यानुवाद–

औषधि, मंत्र, समाधि, तपजा, जन्म आदि कारण सों उपजा।
अतः सिद्धियाँ पाँच प्रकारा, जन्म-मरण सों तारनहारा। 1।

भावार्थ–

सिद्धियाँ केवल समाधि से ही संभव हैं, ऐसा पूर्वाग्रह है; किंतु इसके अतिरिक्त और भी निमित्त हैं, जिनका विवेचन 'कैवल्यपाद' में विवेचित है।

'कैवल्यपाद' के प्रथम सूक्त में ऋषिवर ने समाधि से सिद्धि के अतिरिक्त सिद्धि पाने के अन्य निमित्त साधनों का भी उल्लेख किया है, जिसके अनुसार समाधि के ये पाँच प्रकार के निमित्त साधन हैं—जन्म, औषधि, मंत्र, समाधि और तप से समाधि सिद्धि होती है।

जन्मजा सिद्धि

यौगिक मनोवृत्ति के संचेतित होते ही देह, मन, इंद्रियों के विषय सात्त्विकता, दिव्यता और अलौकिक शक्ति में रूपांतरित व सिद्ध हो जाते हैं। इस रूपांतरण के सात्त्विक परमाणु साधक के आगामी जन्म में 'सिद्ध पुरुष'

होने का आधार कारण है। जिसे (समाधिपाद, 1/19 में) भव-प्रत्यय और प्रकृति-लय कहा गया है। 'भगवद्गीता' में इस तथ्य की पुष्टि इस रूप में है—

अर्जुन का प्रश्न—

'वासुदेव, आपका जीव को नया जन्म देने का आधार क्या है?' श्रीकृष्ण कहते हैं, 'मैं कुछ नहीं करता। जीवात्मा जिस शरीर को छोड़ता है, उससे मन व इंद्रियों को ले जाकर नए शरीर में प्रविष्ट करना होता है। अतः जीव के वैचारिक परमाणुओं का स्तर ही नए जन्म के स्तर का आधार होता है।'

शरीरं यदवाप्नोति यच्चाप्युत्क्रामतीश्वरः।
गृहीत्वैतानि संयाति वायुर्गन्धानिवाशयात्॥

—गीता, 15/8

जगत् में प्रायः ऐसे उदाहरण मिलते भी हैं, जो जन्म से ही बिना सिखाए अध्यात्म या किसी अन्य विशेष विधा में पारंगत होते हैं। यह पूर्व जन्म के प्रबल वैचारिक परमाणुओं की प्रबलता के ही कारण होता है। पौराणिक संदर्भों में कपिल, वेदव्यास, शुकदेव आदि महर्षियों के नाम संदर्भित हैं। सूत्रकार ने ऐसे ही जन्म को 'जन्मजा' समाधि सिद्धि का निमित्त कारण कहा है।

औषधिजा सिद्धि

प्रकृति-प्रदत्त औषधियों में, वनस्पतियों में ऊर्जा के छुपे हुए स्रोत हैं, जिनमें से कुछ विशेष औषधियों में तो चमत्कृत कर देनेवाली शक्तियाँ समाहित हैं। ऐसी विलक्षण औषधियों के समुचित ज्ञान और उचित प्रयोग विधि से 'कायाकल्प' तक कर देने की शक्ति होती है। इस प्रकार औषधि के सेवन से उपजी अपूर्व शक्ति को 'औषधिजा' सिद्धि कहते हैं। विशेष औषधि से विशेष अंग में अपूर्व ऊर्जा आ जाना, जैसे—अद्भुत दृष्टि क्षमता, श्रोत्र क्षमता, स्मृति क्षमता आदि का होना 'औषधिजा' सिद्धि हैं।

मंत्रजा सिद्धि

जब साधक किसी विशेष शक्ति को जाग्रत् करने के लक्ष्य को लक्षित

करके किसी विशेष मंत्र, जाप या अनुष्ठान को अपनी साधना में साध लेता है तो साधक की देह, इंद्रियों और चित्त में तदनुसार विशेष शक्ति का संचरण होता है। यह 'मंत्रजा' सिद्धि के नाम से विज्ञ है। इस पक्ष में एक मनोवैज्ञानिक तथ्य भी उभरकर आता है। मंत्र अर्थात् बीज मंत्र, जिसमें लक्षित विचार की वैचारिक शक्ति समाहित है, जैसे बीज में पूरा वृक्ष है, बस, भूमि व जल के संयोग से बीज को जाग्रत् भर करना है, वैसे ही साधक चित्त की मनोभूमि में सतत वैचारिक चिंतन और जप से बीज मंत्र को जाग्रत् कर इच्छित लक्ष्य को पा लेता है। यही मंत्रजा सिद्धि का प्रबल पक्षधर पक्ष है। योग-दर्शन, 2/44 में इसकी पुष्टि है।

तपजा सिद्धि

तप का दूसरा नाम कष्ट है, जो मनुष्य को सहज स्वीकार नहीं; किंतु आध्यात्मिक लक्ष्य की उत्कृष्टता और लौकिक जगत् की नश्वरता का जिस साधक को ज्ञान हो जाए, वे तप को साधन मानकर तपश्चर्या का अनुशीलन करते हैं। इसमें आयु का बंधन नहीं। बस, लगन और दृढ़ता तप के आधार हैं। तप से हुई चित्त की शुद्धि से समाधि की पात्रता से 'तपजा' समाधि सिद्ध होती है। तप से समाधि सिद्धि अनेको सिद्ध दृष्टांत हैं, जैसे—बालक ध्रुव, ऋषि भरद्वाज, ऋषि विश्वामित्र आदि। जो अपने कर्तव्यों के प्रति समर्पित और धर्मनिष्ठ हैं, वे भी कर्तव्य-पालन में आए कष्टों से विचलित नहीं होते। यह भी धर्म-पालन का तप है।

समाधिजा सिद्धि

ऋषिवर द्वारा निर्दिष्ट अष्टांग योग में समाधि के समग्र दर्शन का क्रमिक विस्तार है, जो यम से आरंभ होकर अपवर्ग को पाता हुआ ब्रह्मैक्य पर ही जाकर लीन होता है। अष्टांग योग के अनंतर जब विभूतिपाद के स्तर तक साधक आता है तो विभिन्न अंगों से विभिन्न विलक्षण शक्तियों का स्वामित्व साधक को प्राप्त होता है। ये सब समाधि द्वारा ही प्राप्त होनेवाली सिद्धियाँ

हैं। धारणा, ध्यान और समाधि से शरीर, इंद्रियों और चित्त में अद्‌भुत शक्तियों का उदय होता है। यही 'समाधिजा' सिद्धि है।

Psychic and spiritual powers may be inborn, or they may be gained, by the use of herbs, or by incantation, or by fervour or by meditation.

मूल सूक्त–

जात्यन्तरपरिणामः प्रकृत्यापूरात्॥ 2॥

काव्यानुवाद–

एक जाति सों दूसर जाति, परिणामहिं यहि अंतर्जाति।
प्रकृति तत्त्व जब होत सहाई, यह परिवर्तन तब हुइ पाई। 2।

भावार्थ–

आध्यात्मिक परिप्रेक्ष्य में जाति का अर्थ स्वभाव या वृत्ति है और इस सूक्त में 'जात्यंतर' अर्थात् एक जाति से दूसरी जाति में बदल जाने का अर्थ है साधक के अंतर्मन का पूर्ण रूपांतरण होना। मनुष्य जगत् में लीन है, अतः अनुभव ही नहीं कर पाता कि उसके चित्त का कितना बड़ा भाग भौतिक अवचेतना में रहता है और उसे हमारी मानसिक स्वीकृति मिलती रहती है, जो मन की परतों में समा जाता है। साधना से अद्‌भुत शक्तियों का प्राकट्य होता है। उनके लिए जिन प्रकृतियों या तत्त्वों की आवश्यकता होती है, तदनुसार ही देह, इंद्रियों और चित्त की वृत्तियों का आवर्तन, परिवर्तन और रूपांतरण होता है। यही जात्यंतर परिणाम है।

The transfer of powers from one venture to another comes through the flow of the natural creative forces.

मूल सूक्त–

निमित्तमप्रयोजकं प्रकृतीनां वरणभेदस्तु ततः क्षेत्रिकवत् ॥ 3॥

काव्यानुवाद–

ये तो मात्र निमित्त अकर्ता, को हुइ सके प्रकृति को कर्ता।
बस किसान वत बेधहिं बाधा, समरथ प्रकृति चलहिं निर्बाधा।3।

भावार्थ–

पूर्वोक्त कथित समाधि, जन्म, औषधि और तप आदि समाधि के निमित्त कारण हैं। वे प्रकृतियों को एक स्थान से दूसरे स्थान पर ले जाने को सक्षम नहीं। वे केवल रुकावट को ही दूर कर सकते हैं और बाधा दूर होते ही आगे का काम प्रकृति स्वतः कर लेती है, अर्थात् तदंतर प्रकृतियों को पूरा होने की स्व-प्रतिष्ठित व्यवस्था स्वयं प्रकृति में है।

जैसे जल में स्वयं गति है, किसान केवल बीच में आई बाधा को दूर करता है और जल स्वतः सुचारू रूप से एक खेत से दूसरे खेत में चला जाता है, ठीक वैसे ही जन्म आदि कथित निमित्तों द्वारा जब रुकावट या बाधा हटती है तो तब शरीर, इंद्रियाँ और चित्त को इनमें परिवर्तन के लिए जो भी वांछित है, स्वतः ही मिलता है। बीच की बाधा हटते ही मूल शक्ति स्वतः ही प्रवाहित होने लगती है, यही प्रकृति का नियम है।

The apparent immediate cause is not the true cause of the creative nature-powers; but, like the peasant in his field, it takes obstacles away.

मूल सूक्त—

निर्माणचित्तान्यस्मितामात्रात् ॥ 4 ॥

काव्यानुवाद–

मूल चित्त को हेतु स्मिता, निर्मित चित्तहिं हेतु अस्मिता।
उपादान कारण यहि मूला, चित्त ज्ञान को सेतु समूला।4।

भावार्थ–

बनाए हुए चित्त केवल अस्मिता से ही अस्तित्व में आते हैं, अर्थात् इनका निमित्त कारण केवल अस्मिता है।

विशेष—संस्कृत के मूल शब्दों में निहित अर्थ का अनुवाद यथोचित के निर्माण का मूल मात्र अस्मिता है—यही अर्थ निकलता है, किंतु सूत्रकार का अंतर्निहित बीज कथ्य क्या है? यह मुझ जैसे स्तरीय बुद्धि को जान पाने की सीमा से परे है, अतः इस सूक्त की बृहद् व्याख्या न कर केवल शब्दार्थ किया है।

निर्माण चित्ता अर्थात्—चित्त का निर्माण? क्या योग से चित्त का निर्माण भी हो सकता? संकेत करता है कि योग की गहराई में अभी जाने क्या-क्या मर्म, आश्चर्य, विस्मय, रहस्य उजागर होने को शेष हैं। योग का चमत्कृत करनेवाला ज्ञान किंकर्तव्यविमूढ़ कर देता है।

Ventures of consciousness are built up in conformity with the Boston of the feeling of selfhood.

मूल सूक्त–

प्रवृत्तिभेदे प्रयोजकं चित्तमेकमनेकेषाम् ॥ 5 ॥

काव्यानुवाद–

चित्त अनेका प्रवृत्ति अनेका, पर इनको प्रेरक चित एका।
संचालक एक चित्त इयत्ता, चित्त महत, अति महत महत्ता। 5।

भावार्थ–

उन अनेकों निर्मित चित्तों का संचालक एक ही चित्त होता है—चित्तमेकमनेकषाम् का तो यही अर्थ निकलता है। उन चित्तों की भिन्न-भिन्न प्रवृत्तियों में संलग्न होना, प्रवृत्त होना आदि का संचालक चित्त, योगी का स्वाभाविक चित्त ही है। जिसकी पुष्टि कुछ इस प्रकार की गई, जैसे शरीर की सभी इंद्रियों का संचालन चित्त के अधीन है अथवा चित्त सकल इंद्रियों

का संचालक है, वैसे ही योगी का संचालन चित्त अन्य निर्मित चित्तों का संचालक है।

विशेष—यहाँ भी उपरोक्त सूक्त की तरह ही असमंजस और विस्मय प्रधान मन:स्थिति प्रधान है।

In the different fields of manifestation, the consciousness, through one, is the elective cause of many states of consciousness.

मूल सूक्त–

तत्र ध्यानजमनाशयम् ॥ 6 ॥

काव्यानुवाद–

औषधि जनम मंत्र अरु तपजा। उन्नत तब जब चित समाधिजा।
ध्यान जनित चित अति उत्कर्षा। संस्कार नि:शेष अमर्षा। 6।

प्रसंग—धारणा, ध्यान और समाधि-जनित समाधि चित्त की एकाग्रता का परिणाम है, इस समाधि को ही उत्कर्ष, श्रेष्ठ और सर्वोच्च कहा गया है।

भावार्थ–

समाधि के अंगों-उपांगों का पालन, चित्त-वृत्तियों का संयमन, इंद्रियों का नियमन, एकाग्र चिंतन से प्राप्त समाधि सर्वोच्च है, क्योंकि इस समाधि में चित्त की उत्पत्ति एकनिष्ठ ध्यान से हुई है, जिसमें सभी कर्म संस्कारों का निषेध किया गया है। साधक को पीछे मुड़कर देखने के सभी कारण मिट गए और संस्कार ध्यान की ऊर्जा से नष्ट हो गए। अत: समाधि से अद्भुत दिव्य-क्षमता युक्त साधक अब कर्म संस्कारों से मुक्त है, अत: वही अपवर्ग, कैवल्य, मोक्ष का उत्कर्ष अधिकारी है। अन्य दूसरे जन्म, औषध, तप आदि के द्वारा जिनको भी विलक्षण शक्ति मिली है, उनके चित्तों में संस्कारों के अंश विद्यमान हैं, अत: वे कैवल्य के हेतु नहीं हो सकते। समाधि के द्वारा प्राप्त सिद्धि ही सर्वांग और समग्र सिद्धि है, क्योंकि धारणा, ध्यान और समाधि की

क्रमिक प्रक्रिया में साधक के चित्त के संस्कारों का नाश हो चुका है, जबकि जन्म, तप और औषधि के आधार की सिद्धि और शक्तियाँ तो हैं, किंतु साधक में संस्कारों का प्रभाव होने से अपवर्ग की क्षमता नहीं रखती। संस्कारों का शेष और अशेष, रहित या सहित होना ही इनका मौलिक भेद स्पष्ट करता है।

Among states of consciousness, that which is born of Contemplation is free from the seed of future sorrow.

मूल सूक्त–

कर्माशुक्लाकृष्णं योगिनस्त्रिविधमितरेषाम् ॥ 7 ॥

काव्यानुवाद–

योगी चित अब पुण्य प्रवीना, संस्कार सों शून्य विहीना।
पुण्य पाप करमन निस्तारा, करम अन्य के तीन प्रकारा। 7।

भावार्थ–

सिद्ध योगी के कर्म–अकर्म होते हैं और कर्मों का अकर्म होना ही कर्मों का दिव्य होना है। योगी जिसके प्रति भी कर्म करता है, उसे ही समर्पित कर देता है और अपने समर्पण किए कर्म कभी वापस नहीं लेता, अर्थात् फल की चाहना नहीं करता। यही निष्काम कर्म का सार है। कर्म निष्काम होते ही पुण्य–पाप से परे हो जाते हैं और इन परात्पर कर्मों के संस्कार भी नहीं बनते। अतः योगी का चित्त संस्कारों से पूर्ण रूप से मुक्त है। योगी कृत कर्मों के ये शुभ लक्षण हैं और दिव्य लक्षण हैं। जीवन्मुक्त योगी के कर्म पाप–पुण्य से अति परे अशुक्लाकृष्ण कर्म है।

ऐसे निःस्पृह कर्मयोगी के गीता में—

कायेन मनसा बुद्ध्या केवलैरिन्द्रियैरपि।
योगिनः कर्म कुर्वन्ति सङ्गं त्यक्त्वात्मशुद्धये॥

—गीता, 5/11

निष्काम कर्मयोगी ममता-रहित होकर इंद्रिय, मन, बुद्धि व शरीर से निरासक्त होकर केवल अंत:करण की शुद्धि के लिए कर्म किया करते हैं।

सामान्य जनों के कर्म अन्य तीन प्रकार के हैं।

पुण्य कर्म—ये सात्त्विक कर्म शुक्ल कर्म हैं, जो किसी को सुख, शांति और मन का चैन प्रदान करते हैं। परोपकार, दीन-दुखियों की सहायता, बीमार की सहायता, अहिंसा, दान, विद्या दान, स्वाध्याय आदि। इनका कर्मफल सुख और मन की शांति है।

कृष्ण कर्म—अन्यों को पीड़ा, आंतरिक व भावनात्मक दु:ख, ठेस पहुँचानेवाले, चित्त को दु:खी और अशांत करनेवाले कर्म कृष्ण कर्म या पापकर्म हैं। इनका कर्मफल दु:ख और अशांत मन है।

शुक्ल-अशुक्ल कर्म—अर्थात् जो न पाप हैं, न ही पुण्य हैं।

कर्म की प्रकृति—जगत् में मनुष्य बिना कर्म किए रह ही नहीं सकता। मनुष्य कुछ-न-कुछ कर्म हर पल करता ही है। कर्म विषयक प्रकृति के विषय में 'गीता' में श्रीकृष्ण की उक्ति—

न मे पार्थास्ति कर्तव्यं त्रिषु लोकेषु किंचन।
नानवाप्तमवाप्तव्यं वर्त एव च कर्मणि॥

—गीता, 3 /22

'हे पार्थ! मुझको ही देख। तीनों लोकों में मुझे करने के लिए कुछ भी कर्तव्य या कर्म नहीं है। न कोई ऐसी प्राप्त करने योग्य वस्तु है, जो मुझे प्राप्त नहीं है। तब भी मैं कर्म करता हूँ।'

The works of the followers after Union make neither for bright pleasure nor for dark pain. The works of others make for pleasure or pain, or in a mingling of these.

मूल सूक्त—

ततस्तद्विपाकानुगुणानामेवाभिव्यक्तिर्वासनानाम्॥ 8॥

काव्यानुवाद–

जैसे जाके करम प्रधाना, करम भोग भोगहिं विधि नाना।
होहिं वासना करम सरूपा, करम विधान रच्यो अस रूपा।8।

भावार्थ–

उपर्युक्त कथित कर्मों के स्वरूप से विदित है कि केवल निष्काम भाव से किए कर्म ही अंतःकरण की शुद्धि करके कर्म-बंधन में नहीं बाँधते; किंतु अन्य साधारण कर्म राग-द्वेषों, अविद्या, अस्मिता एवं अहम से उपजे और कर्म फल की इच्छा से प्रेरित हैं, जो संस्कार बनाते हैं। उन कर्मों के अनुसार ही वासनाएँ चित्त को प्रेरित कर तदनुसार कर्म करवाती हैं। उन कर्मों में से जो कर्मफल भोग के लिए तैयार होता है, उस समय वैसी ही भावना प्रबल होकर कर्म-विपाक होता है, अन्य कर्मों के फलभोग की नहीं।

कर्मभोग अनिवार्य है और प्रकृति में अनिवार्य का निवारण नहीं।

सारा जगत् कर्म, कर्मफल, कर्मभोग का ही पसारा है और इसी में चक्रायित है।

From the force inherent in works comes the manifestation of those dynamic mind images which are comfortable to the ripening out of each of these works.

मूल सूक्त–

जातिदेशकालव्यवहितानामप्यानन्तर्यं
मृतिसंस्कारयोरेकरूपत्वात्॥ 9॥

काव्यानुवाद–

जैसे जाके करम प्रधाना, जब निमित्त संयोग विधाना।
जन्म देश बहु काल विभिन्ना, करमहिं भोग विधान अभिन्ना।9।

भावार्थ–

कोई कर्म किसी जन्म में और कोई किसी अन्य जन्म में। यह जन्म का व्यवधान है। ऐसे ही कोई किसी देश में, कोई किसी काल में यह देश और जन्म का व्यवधान है। जन्म-देश-काल का व्यवधान होते हुए भी कर्मफल भोग में कोई व्यवधान नहीं होता। जब जो कर्मफल भोग देने के लिए जब भी तैयार हो जाता है तो जन्म-जन्मांतरों, देश-देशांतरों और काल-कालांतरों का कोई व्यवधान न होकर, उसी फल भोग की वासना स्फुरित हो जाएगी। यह स्फुरित भावना ही कर्मफल भोग के लिए, कर्ता को नियत जन्म, देश, काल और स्थान पर ले जाती है। यही नियति है। यही प्रारब्ध भोग है; इस तरह कर्ता को कर्म फलभोग भोगना ही होगा, जो अपरिहार्य और कर्म-विपाक की प्रक्रिया है; जैसे होनी बहुत प्रबल है, ऐसा कहते हैं। यहाँ किसी संत के वचन प्रासंगिक हैं।

चिंता उसकी कीजिए, जो अनहोनी होय।
अनहोनी होती नहीं, होनी होय सो होय॥

जो भी होता है, वह कर्मफल का उदय है, भोग है, कर्म तो पहले हो चुके।

कर्मों के अनुकूल भोग-वासना का चित्त में उदय होना कृत-कर्मों की स्मृति या संस्कार हैं, जो भोगकाल में वासना बनकर उदित होते हैं, जिनसे प्रेरित होकर कर्ता कर्मभोग के लिए तत्पर होता है और कर्मफल के भोग के लिए उसी देश, स्थान और समय में स्वयं पहुँच जाता है, जहाँ फलभोग कर्मविपाक के लिए तैयार हैं। अतः कितना सटीक किसी विचारक ने लिखा है—

जैसी जाकी तव्यता, तस ही मिलत सहाय।
आप न जावे ताय को, ताय तहाँ ले जाय॥

Works separated by different nature, or place, or time are brought together by the correspondence between memory and dynamic impression.

मूल सूक्त–

तासामनादित्वं चाशिषो नित्यत्वात् ॥ 10 ॥

काव्यानुवाद–

जीवन चाह अनादि अमूला, और मरण भय हिय के शूला।
जिजीविषा अति आदि अनादि, वासनाएँ सिद्धा अपि आदि। 10।

भावार्थ–

वासनाओं के अनुरूप जन्म और जन्म में कृत कर्मों के अनुरूप वासना होती है, फिर चित्त प्रश्नायित होता है कि अति प्रथम जन्म देनेवाली वासना कहाँ से आई?

प्राणी में जीवन के प्रति मोह और जिजीविषा नित्य है, अनादि काल से है। क्षुद्र से क्षुद्र जीव भी अपनी उसी योनि में अधिक-से-अधिक जीना चाहता है। यह जीवन के प्रति मोह के संकेत हैं और मरना नहीं चाहता। नाली के कीड़े को फूलों पर बिठा दो तो भी वह नाली में जीवन और बाहर मृत्यु देखता है। ये मृत्यु से भय के संकेत हैं। अतः जीवन से मोह और मृत्यु से भय की अनादिता सिद्ध होती है। जीवन के प्रति मोह और जिजीविषा ही वासना की अनादिता को सिद्ध करती है।

प्रसंग—यदि वासनाओं की अनादिता सिद्ध है तो इनका अंत कैसे होगा, यदि वासनाओं के अंत होने का उपाय नहीं तो मुक्ति कैसे होगी? इनका विवरण अगले सूक्त में है।

The series of dynamic mind-images is beginning less, because desire is everlasting.

मूल सूक्त–

हेतुफलाश्रयालम्बनैः सङ्गृहीतत्वादेषामभावे तद्भावः ॥ 11 ॥

काव्यानुवाद–

आलंबन आश्रय फल हेतु, सकल वासनाओं के सेतु।
जबहीं इनको होय अभावा, वासनाओं के मिटहिं प्रभावा।11।

भावार्थ–

हेतु, फल, आश्रय और आलंबन—इनसे वासनाओं का संग्रह होता है, इसलिए इन चारों के अभाव से वासनाओं का अभाव भी हो जाता है।

हेतु अर्थात् निमित्त कारण—अविद्या, अस्मिता, राग-द्वेष, मोह आदि भावनाओं से प्रेरित होकर सकाम कर्मों का आधार केवल वासनाएँ हैं और इनका परिणाम भी नई वासनाएँ हैं। अंतहीन इच्छाओं का क्रम कभी न शांत होनेवाली अग्नि के समान है। वासनाओं के आवेग और संवेग—जैसे ये ही ऊर्जा के स्रोत बन गए। चित्त की तलहटी में जमकर बैठी इन वासनाओं के हेतु अविद्या, क्लिष्ट कर्म, सकाम कर्म आदि हैं।

फल-वासनाओं के कर्म फल—जाति, आयु, पुनर्जन्म और कर्मभोग के रूप में फलित होते हैं। कर्मभोग में सुख-दुःख दोनों हैं।

आश्रय-चित्त में ही वासनाएँ संगृहीत होती हैं। तदनुसार ये ही संस्कारों में परिणत हो जाती हैं। अंततः जन्म-मृत्यु सब इनके ही अधीन हो जाते हैं।

आलंबन—वासनाएँ स्वयं को इंद्रियों के माध्यम से व्यक्त करती हैं। संबंधित इंद्रिय की तन्मात्रा में अपनी संवेग शक्ति से वासना को प्रबल करके तृप्त करने को प्रेरित करती है। सच पूछो तो आवश्यकताएँ बहुत सीमित होती हैं। वासनाएँ असीमित और अति प्रबल होती हैं, जिनसे ही मनुष्य पीड़ित है। इंद्रियों के विषय रूप, रस, गंध, स्पर्श और ध्वनि—ये सब मनुष्य की वासनाओं की अभिव्यक्ति के आलंबन हैं।

पहले के मंत्र में वासनाओं का अनादित्व जीवन के प्रति नित्य मोह के कारण सिद्ध किया है। वासनाओं का नाश बहुत गूढ, क्लिष्ट, दुरूह और तप साधक प्रक्रिया है। कारण है कि वासनाओं की प्रकृति शांत होने की नहीं, उद्दीप्त होने की है। जब तक एक भी इच्छा बाकी रहेगी, संस्कार बनते ही

रहेंगे, कर्म-फल-भोग जाल बुनते ही रहेंगे। हेतु, फल, आश्रय और आलंबन के कोष में वासनाओं की तह-पर-तह लगकर संस्कारों या स्मृतियों के रूप में संगृहीत होते रहेंगे। इनके अभाव का एक ही उपाय है—हेतु, फल, आश्रय और आलंबन आदि का अभाव कर दिया जाए तो वासनाओं का निर्माण और संग्रहण की क्रिया-प्रक्रिया थम जाती है। यही इनका अभाव होना है। यह सब चित्तवृत्तियों का खेल है, जो चित्तवृत्तियों के संयमन, नियमन, संतुलन और नियंत्रण से ही संभव है। एक शब्द में, सतत—एकनिष्ठ साधना द्वारा ही इनका अभाव कर पाना संभव है। साधना ही वृत्तियों को निष्काम सिखाने में समर्थ शक्ति है।

Since the dynamic mind-images are held together by impulses of desires, by the wish for personal reward, by the substratum of mental habit, by the support of outer things desired; therefore, when these cause, the selfreproduction of dynamic mind-images ceases.

मूल सूक्त–

अतीतानागतं स्वरूपतोऽस्त्यध्वभेदाद्धर्माणाम्॥ 12॥

काव्यानुवाद–

वर्तमान गत तथा अनागत, कारण रूप त्रिकाला अनुगत।
जब लौं कारण रूप न हीना, विद्यमान निज रूप प्रवीना। 12।

भावार्थ–

पूर्व सूत्र में कथित—एषामभावे तद्भावः, अर्थात् इन हेतु, फल, आश्रय और आलंबन का अभाव होने पर वासनाएँ निर्मूल हो जाती हैं, सूत्रकार का यह आशय नहीं, इसको अधिक स्पष्ट करते हुए इस सूक्त में कहा है कि हेतु, फल, आश्रय और आलंबन का अभाव होने से वे अतीत में चले जाते हैं। धर्माणाम्—धर्मों में, अध्वभेदात्—काल का भेद होता है, अतः वस्तु के धर्म (चित्त की वृत्तियाँ, वासना और इनका स्वभाव) चित्त में छुपे रहते हैं,

जो कालभेद के कारण कभी अतीत में तो कभी अनागत और कभी वर्तमान में स्थित रहते हैं। ये तीनों ही कालों में बीज रूप में चित्त में बने रहते हैं, जो प्रसंग आने पर पुनः उभरते हैं, क्योंकि इनका स्वरूप से अभाव अभी नहीं हुआ है। अतीत और अनागत में वे अव्यक्त रूप से अपने कारण रूप, बीज रूप में तब तक समाहित रहते हैं, जब तक वे अपने कारण में विलीन नहीं होते। कारण में विलीन होने पर ही ये निर्मूल और नष्ट होते हैं। योगी का इनसे पूर्ण संबंध, विच्छेद के उपरांत ही योगी के पुनर्जन्म के हेतु का निवारण होता है। (योग-दर्शन, 3/13)

प्राकृतिक सिद्धांत है—धर्म सदा धर्मी में विद्यमान रहता है।

नासतो विद्यते भावो नाभावो विद्यते सतः।

—गीता, 2/16

असत की सत्ता नहीं और सत का अभाव नहीं।

चित्त धर्मी है, जो सभी धर्मों का मूल आधार है।

The difference between that which is past and that which is not yet come, according to their nature, depends on the difference of phase of their properties.

मूल सूक्त–

ते व्यक्तसूक्ष्मा गुणात्मानः ॥ 13 ॥

काव्यानुवाद–

जदपि वस्तु नहिं परत दिखाई, गुण सरूप पर चिर स्थाई।
ताकी सत्ता नाहिं अभावा, रहे त्रिकाला वस्तु प्रभावा। 13।

भावार्थ–

जो कुछ भी होता है, वह अपने होने से पहले अपने कारण में समाहित रहता है। यही तथ्य दृढ़ता से इस सूक्त में उजागर है। वे समस्त धर्म व्यक्त हों या अव्यक्त, वर्तमान हों, अतीत हों, अनागत हों, प्रत्येक अवस्था में गुणस्वरूप

(गुणात्मानः) ही हैं। अतीत या अनागत की सूक्ष्म स्थिति या वर्तमान की अनुभवगम्य स्थिति में हो, किंतु धर्मी (कारण) धर्म से कभी पृथक् नहीं है। धर्मी के गुण धर्म में सन्निहित हैं। उनका कभी अभाव नहीं होता। गुणस्वरूप से धर्मी के गुण धर्म में स्वतः ही समाहित हैं; किंतु धर्म परिणामी होने के कारण परिवर्तित होता रहता है। धर्मी की अदृश्य सत्ता ही धर्म का प्राण है। अतः धर्मी की सत्ता का कभी अभाव नहीं होता। धर्मी का प्रभाव धर्म के तीनों कालों में हर अवस्था में रहता है।

These properties, whether manifest or latent, are of the nature of the Three Potency.

मूल सूक्त–

परिणामैकत्वाद्वस्तुतत्त्वम्॥ 14॥

काव्यानुवाद–

जदपि वस्तु बहु भिन्न विभिन्ना, तदपि होत परिणाम अभिन्ना।
गुण सरूप सब एकहिं एका, भ्रम प्रतीत अस लगत अनेका। 14।

भावार्थ–

प्रसंग—पूर्व कथित सूक्त में गुणात्मानः—सब गुणस्वरूप ही है तो पृथक्-पृथक् स्वभाव-युक्त तीनों गुणों से एक वस्तु का उत्पन्न होना कैसे संभव है? प्रत्येक से पृथक्-पृथक् वस्तु ही उत्पन्न होनी चाहिए। इसका समाधान—

परिणामैकत्वात्—परिणाम की एकता से, वस्तुतत्त्वम्—वस्तु का वैसा होना संभव है।

बहुधा भिन्न-भिन्न वस्तुओं के संयुक्त होने से एक परिणाम होना देखा जाता है। एक उदाहरण जैसे पृथ्वी, जल का सूर्य किरणों से संपर्क होने पर वृक्ष बनता है, पुनः उसमें भी जाति-प्रजाति, आकार-प्रकार का भेद होता है। इन तत्त्वों के एक होने से इनके धर्मी की सत्ता और गुण-स्वरूप में कोई अंतर

नहीं आया; किंतु परिणाम की भिन्नता से भिन्न प्रतीति भर है।

The external manifestation of an object takes place when the transformations are in the same phase.

मूल सूक्त–

वस्तुसाम्ये चित्तभेदात्तयोर्विभक्तः पन्थाः ॥ 15 ॥

काव्यानुवाद–

वस्तु एक पर चित्त विभिन्ना, तद अनुरूप दृष्टि भई भिन्ना।
भिन्न चित्त पर वस्तु है एका, समाधान प्रज्ञान विवेका। 15।

भावार्थ–

जैसी दृष्टि वैसी सृष्टि। यही आधार है, जब एक ही वस्तु का विभिन्न चित्तों द्वारा भिन्न-भिन्न दिखाई पड़ना।

विभिन्न चित्तों की विभिन्न वृत्तियाँ ही एक वस्तु के भिन्न दिखने के कारण हैं।

जैसी चित्तवृत्ति, वैसी अनुकृति अथवा गोस्वामी तुलसीदास के भाव–

जाकी रही भावना जैसी, प्रभु मूरत देखी तिन तैसी।

वस्तु एक है, किंतु उसकी वस्तु विषयक भावनाएँ, धारणाएँ और वासनाएँ भिन्न-भिन्न हैं; अर्थात् भिन्न-भिन्न चित्तों से उनका पृथक्-पृथक् ज्ञान हो रहा है। इससे क्या वस्तु के अस्तित्व पर, एकत्व पर कोई प्रभाव पड़ रहा है? कदाचित् नहीं। क्योंकि चित्त और वस्तु की सत्ता अलग-अलग है।

The paths of material things and of states of consciousness are distinct, as is manifest from the fact that the same object may produce different impressions in different minds.

मूल सूक्त–

न चैकचित्ततन्त्रं वस्तु तत्प्रमाणकं तदा किं स्यात्॥ 16 ॥

काव्यानुवाद–

दृश्य वस्तु जो परत दिखाई, ताकी निज अपनी प्रभुताई।
वस्तु कबहुँ नहिं चित्त अधीना, चित्त सों भिन्न वस्तु लख लीना। 16।

भावार्थ–

जो भी दृश्य वस्तु है, उसकी अपनी निजी सत्ता है, इयत्ता है और अस्तित्व है। किसी चित्त के मूल्यांकन पर वस्तु का मूल्यांकन निर्भर नहीं करता। जब चित्त द्वारा वस्तु नहीं जानी जा रही हो तो क्या वस्तु का अस्तित्व नहीं रहता? वस्तु फिर भी यथावत् अपनी स्वतंत्र सत्ता में विद्यमान ही रहती है।

Nor do material objects defend upon a single mind, for how could they remain objective to others, if that mind ceased to think of them.

मूल सूक्त–

तदुपरागापेक्षित्वाच्चित्तस्य वस्तु ज्ञाताज्ञातम्॥ 17॥

काव्यानुवाद–

इंद्रिन सों चित को संबंधा, वस्तु विशेष सों होत प्रबंधा।
वृत्ति विषय जब चित्त बनाई, तबहिं तो वस्तु परत दिखलाई। 17।

भावार्थ–

दृष्टि का अपना विज्ञान है। वस्तु तभी दिखाई देती है, जब मन, (चित्त) वस्तु और दृष्टि—तीनों का समान सहयोग हो। इसे अधिक स्पष्ट करें तो देखें कि अनेको बार वस्तु सामने होती है, किंतु दिखाई नहीं देती; क्योंकि उस क्षण चित्त कहीं और था और दृष्टि तथा वस्तु को चित्त का समर्थन न मिल पाने से अमुक वस्तु का प्रतिबिंब आँखों से देखते हुए भी चित्त तक नहीं पहुँचा और वस्तु नहीं दिखाई दी तथा चित्त की वृत्ति का विषय वह वस्तु विशेष नहीं बन सकी। इसके विपरीत, जब चित्त वस्तु के प्रतिबिंब को दृष्टि से आत्मसात्

करता है तो यह चित्त का विषय बन जाता है। इस प्रकार, वस्तु कभी ज्ञात तो कभी अज्ञात रहती है।

An object is perceived, or not perceived, according as the mind is, or is not, tinged with the colour of object.

मूल सूक्त–

सदा ज्ञाताश्चित्तवृत्तयस्तत्प्रभोः पुरुषस्यापरिणामित्वात् ॥ 18 ॥

काव्यानुवाद–

पुरुष चित्त को महती स्वामी, नाहीं रहत कबहुँ परिनामी।
वृत्तियन द्रष्टा जाननि हारा, उदित शांत वृत्ति व्यापारा। 18।

भावार्थ–

पूर्व सूत्र में दृश्य वस्तुओं से चित्त की सत्ता भिन्न है, असंपृक्त है, यह सिद्ध हुआ। अब द्रष्टा पुरुष से चित्त की भिन्न सत्ता को सूत्रकार ने सिद्ध किया है।

चित्त का संबंध जिस वस्तु से होता है, वही वस्तु चित्त देख पाने में समर्थ होता है; क्योंकि चित्त परिणामी है, क्योंकि चित्त सत, रज, तम आदि त्रिगुणों से प्रभावित होता है और तदनुसार परिवर्तित व संबंधित भी है। किंतु उस चित्त का पुरुषस्य अर्थात् स्वामी पुरुष अपरिणामी है, जो चित्त की प्रत्येक वृत्ति का साक्षी है। चित्त की प्रत्येक उदित, विचलित और शांत वृत्ति 'स्वामी पुरुष' को विदित है। चित्त की सकल वृत्तियों का ज्ञान स्वामी पुरुष को सदैव ही रहता है। वह साक्ष्य भाव से अपरिणामी सत्ता है।

The movements of the psychic nature are perpetually objects of perception, since the Spiritual man, who is the lord of them, remains unchanging.

मूल सूक्त–

न तत्स्वाभासं दृश्यत्वात् ॥ 19 ॥

काव्यानुवाद–

चित्त दृश्य है अरु जड़ सोई, निज प्रकाश जानति नहिं जोई।
बहिर पदारथ चेतन सत्ता, प्रतिबिंबित चित भ्रमहिं इयत्ता। 19।

भावार्थ–

चित्त दृश्यत्वात् है—अर्थात् दृश्य की तरह है, अतः जड़ है। चित्त की स्वयं की प्रकाशन क्षमता या सत्ता नहीं है। उसमें जो चेतनता उद्भासित हुई-सी प्रतीत होती है वह चेतना चित्त में 'चेतन पुरुष' (पुरुषस्य) के प्रतिबिंब का परिणाम होता है। अतः किसी वस्तु या दृश्य के दृष्टिगोचर होने में—पदार्थ, दृष्टि, चित्त और चित्त में उद्भासित 'चेतन पुरुष' की चेतनता—ये चार तत्त्व समाहित होते हैं तो दिखाई देना कहा जाता है। सामान्य जीवन में भी अनेको बार ऐसा होता है कि वस्तु सामने होती है, किंतु दिखाई नहीं पड़ती। कारण कि पदार्थ है, दृष्टि है; किंतु चित्त कहीं और है। चित्त का सहयोग न मिलने के कारण पदार्थ का प्रतिबिंब चित्त पर नहीं पड़ा। चित्त पदार्थ को प्रतिबिंबित कर पुरुष चित्त को भी नहीं भेज सका; क्योंकि चित्त में निज प्रकाश की स्वयं की सत्ता नहीं और जब तक चेतन पुरुष अपनी चेतना का प्रतिबिंब चित्त को नहीं देता, तब तक चित्त में चेतनता नहीं आती। इसकी विपरीत स्थिति में जब चित्त पदार्थ का प्रतिबिंब चेतन पुरुष को प्रतिबिंबित करता है तो उस समय 'पुरुष चित्त' की वृत्तियों के पद्रूप होकर चित्त चेतन-सा प्रतीत होने लगता है। योग-दर्शन 1/4 में 'वृत्तिसारूप्यम्' अर्थात् दृष्टा-वृत्ति के स्वरूप होता है। जब तक 'योगश्चित्तवृत्तिनिरोध' नहीं होता, तब तक 'वृत्तिसारूप्यम्' ही होता है। द्रष्टा अपना सत्य स्वरूप न समझकर वृत्ति के अनुसार ही अपना निज स्वरूप समझता है।

The mind is not self-luminous, since it can be seen as an object.

मूल सूक्त–

चित एकसमये चोभयानवधारणम्॥ 20॥

काव्यानुवाद–

चित्त बतावै वस्तु सरूपा, आगे द्रष्टा पुरुष अनूपा।
ही जानै ताको अस्तित्वा, तत्त्वज्ञान वस्तु की सत्ता। 20।

भावार्थ–

चित्त का स्वरूप परिणामी है। किसी बाह्य पदार्थ को देखते ही उसका प्रतिबिंब चित्त पर प्रतिबिंबित होता है; साथ ही दृश्य पदार्थ का स्वरूप भी प्रतिबिंबित होता है। ध्यातव्य हो कि चित्त परिणामी है, अतः अपने स्वरूप व पदार्थ के स्वरूप दोनों को एक समय में नहीं जान सकता। चित्त का परिणामी स्वरूप होने के कारण एक ही समय में दो ज्ञान एक साथ नहीं हो सकते। इन अर्थों में चित्त का काम केवल वस्तु का स्वरूप द्रष्टा पुरुष को प्रतिबिंबित कर देना भर है। आगे तत्त्व अस्तित्व 'चेतन पुरुष' का काम है।

Nor could the Mind at the same time know itself and things external to it.

मूल सूक्त–

चित्तान्तरदृश्ये बुद्धिबुद्धेरतिप्रसङ्गः स्मृतिसङ्करश्च॥ 21॥

काव्यानुवाद–

एक चित्त यदि दूसर चित्ता, के आधीना रहत इयत्ता।
स्मृति संकर भ्रम को मूला, यहि भ्रम चक्र को कथ उन्मूला। 21।

भावार्थ–

चित्त विषयों की बोधक सत्ता है। प्रत्येक विषय का ज्ञान चित्त से ही होता है। चित्तान्तरदृश्ये—एक विषय-बोधक चित्त को एक अन्य चित्त का दृश्य मानना, क्रमिक दूसरे, तीसरे, चौथे का मानना तो अवस्थित कहाँ होगा, इस तरह अनवस्था दोष और साथ ही अनेक ज्ञानों की स्मृति विषयक भ्रांति से स्मृति संकर दोष की भी आवृत्ति होने की भी संभावना है। बुद्धिबुद्धेः बुद्धि

की, बुद्धि का अर्थात् क्रमिक रूप से विषय-वस्तु की बोध-प्रक्रिया अति प्रसंग दोष रूप होगा (बार-बार प्रसंगों की आवृत्ति-अति प्रसंग दोष) आदि ऐसे तथ्य हैं कि द्रष्टा को चित्त से भिन्न मानना ही प्रासंगिक है।

If the mind be thought of as seen by another more inward Mind, then there would be an endless series of perceiving Mind, and a confusion of memories.

मूल सूक्त–

चितेरप्रतिसङ्क्रमायास्तदाकारापत्तौ स्वबुद्धिसंवेदनम्॥ 22॥

काव्यानुवाद–

यद्यपि चेतन शक्ति असंगा, क्रिया रहित नहिं करम प्रसंगा।
तदाकार चितवृत्ति सरूपा, जस वृति प्रवृति होइ तदरूपा। 22।

भावार्थ–

तथ्य की बात है कि 'चेतन पुरुष' तो असंग, अक्रिय है, तो 'पुरुष चित्त' के द्वारा पदार्थ का प्रतिबिंब असंग रहकर कैसे ग्रहण करता है?

यह जिज्ञासा है। 'चेतन पुरुष' असंग है, निर्विकार है और अपरिणामी है तो भी 'बुद्धि वृत्ति के अनुरूप देखनेवाला है।' (प्रत्ययानुपश्यः) योगदर्शन, 2/20।

अतः विविध दृश्य पदार्थों के प्रतिबिंब से जब तदाकार होता है तो चित्तवृत्ति के अनुरूप ही होता हुआ-सा प्रतीत होता है। इस कारण ही चेतन को ज्ञाता कहा गया है।

When the physical nature takes on the form of the spiritual intelligence, by reflectingit, then the self becomes conscious of its own spiritual intelligence.

मूल सूक्त–

द्रष्टदृश्योपरक्तं चित्तं सर्वार्थम्॥ 23॥

काव्यानुवाद–

द्रष्टा और दृश्य तदरूपा, तथा चित्त को निजी सरूपा।
यथा बिंब तद ही आकारा, सर्व अर्थ अथ चित्त प्रकारा। 23।

भावार्थ–

चित्त के प्रति भ्रमित सारूप्यता—अविकारी केवल ब्रह्म है। जो भी परिवर्तनशील है, वे सब विकारी तत्त्व हैं। इन अर्थों में 'चित्त' भी विकारी है और जड़ है। चित्तद्रष्टा और दृश्य दोनों के रंग से रँगकर उन दोनों के प्रतिबिंब से स्वयं को तदाकार कर लेता है और इसके साथ ही चित्त का अपना निजी स्वरूप भी बना रहता है। इस कारण इसका (सर्वार्थम्) सब अर्थवाला होना सिद्ध होता है। दृश्य पदार्थ के रूपवाला, द्रष्टा पुरुष के रूपवाला और अपने निज रूपवाला—इस कारण सब रूपोंवाला भासित होता है।

चित्तत्व सतत्व का सात्त्विक परिणाम है और सत प्रांजल व अविकारी है। चित्त का स्वरूप स्फटिक मणि या दर्पण जैसा उज्ज्वल है। इसका जिस पदार्थ से संबंध होता है, चित्त वैसा ही तदाकार हो जाता है। अत: पदार्थ-सा प्रतीत होने लगता है। पुरुष के साथ संबंध होने पर वह पुरुष के साथ तदाकार हुआ प्रतीत होता है; किंतु होता नहीं है। यह प्रतीति इतनी सारूप्य है, जिस पर प्रतीति नहीं होती। यही कारण है कि चित्त को ही बहुधा चेतन मान लिया जाता है। इस भ्रम का निराकरण समाधि में, पुरुष के अपने निज स्वरूप में स्थित होने से स्वयं ही हो जाता है।

The psychic nature takes on the colour of the Seer and of things seen, leads to the perception of all objects.

मूल सूक्त–

तदसङ्ख्येयवासनाभिश्चित्रमपि परार्थं संहत्यकारित्वात्॥ 24॥

काव्यानुवाद—

चित्र असंख्य चित्त माहिं रासें, चाहें चित्त रमन होइ तासें।
तबहूँ निज प्रकाश चित हीना, सहभागी सहयोगहिं कीना।24।

भावार्थ—

पूर्व सूक्त में 'चित्त' का स्वरूप स्फटिक मणि-सा होने की पुष्टि के साथ 'चित्त' के स्वभाव को सूत्रकार ने यहाँ भावित किया है। यद्यपि चित्त में (अङ्गख्येयवासनाभिः) असंख्य वासनाओं का चित्रण है। चित्त में अनेक जन्म-जन्मांतरों के चित्रों, स्मृतियों, दृश्य, पदार्थ आदि का अंबार है; किंतु चित्त इन सबसे असंग और निर्विकार है, क्योंकि यही चित्त का स्वभाव है। चित्त असंख्य वासनाओं से चित्रित होते हुए भी वह अन्य के लिए है, स्वयं के लिए नहीं। इसे और अधिक स्पष्ट करते हैं—

इस सूक्त में संहत्यकारित्वात्—अर्थात् जो मिल-जुलकर काम करनेवाला है। जो वस्तु बहुत पदार्थों के सहयोग से बनती है, उसे 'संहत्यकारी' कहते हैं। यह चित्त भी सत, रज और तम के मिश्रण से सृजित है, अतः ये गुण बाह्य पदार्थ और इंद्रियों के सहयोग से मिल-जुलकर ही चित्त काम करता है और चित्त-परार्थम् है, अर्थात् अन्यों के लिए है, अपने लिए नहीं। यह द्रष्टा पुरुष के भोग और मोक्ष का प्रयोजन सिद्ध करने के लिए है, अतः चित् परार्थ है, स्वार्थ हित नहीं। चित्त पर जो अगणित चित्र प्रतिबिंबित हैं, वे सुखद हैं या दुःखद, इनका चित्त से कोई संबंध नहीं। इनका भोक्ता चित्त नहीं। सत-तत्त्व संधान में रत चित्त की उपलब्धि मोक्ष है तो उसका भी भोक्ता चित्त नहीं है। चित्त परार्थ है—अन्यों के लिए है, स्वयं के लिए नहीं।

The psychic nature, which has been printed with mind-images of innumerable material things, exists now for the Spiritual Man, building for him.

मूल सूक्त—

विशेषदर्शिन आत्मभावभावनाविनिवृत्तिः ॥ 25 ॥

काव्यानुवाद–

निज सरूप जानत जिज्ञासू, तिनको सहजहिं ज्ञान प्रकासू।
वे विवेक अरु ज्ञानहुँ द्वारा, आत्मज्ञान सों जनम सँवारा। 25।

भावार्थ–

चित्त की, आत्मा की और समाधि की तात्त्विक मीमांसा का सूक्ष्म विवेचन ऋषिवर ने आगे के सूक्तों में किया है।

जिज्ञासा मानव की मूल प्रवृत्ति है—कब, क्या, कौन, कहाँ, कैसे ? जैसे प्रश्नों से जीव प्रश्नायित रहता है। आत्म-विषयक जगत् में इनके विषय सूक्ष्म और तात्त्विक हो जाते हैं; जैसे—मैं कौन हूँ, कहाँ से आया, कहाँ जाना है ? मेरा स्वरूप क्या है ? आदि। ये आत्म-ज्ञान विषयक चिंतन हैं। इन प्रश्नों के उत्तर साधक को जब तक नहीं मिलते, साधक प्रश्नायित रहता है। ऊँचे-से-ऊँचे साधक का चित्त इनके उत्तर पाने को अशांत, प्रश्नायित और परिक्रमायित ही रहता है। जिस साधक ने समाधि-जनित विवेक ज्ञान के द्वारा चित्त और आत्मा के भेद को प्रत्यक्ष कर लिया, अर्थात् जिसने जान लिया कि शरीर और चित्त आदि से आत्मा भिन्न है, उस साधक की आत्मभावभावनाविनिवृत्तिः हो जाती है। आत्मभाव विषयक भावना की निवृत्ति होते ही सब प्रश्नों के उत्तर स्वयं ही मिल जाते हैं।

आंतरिक उद्बोधन पाकर साधक प्रशांत चित्त हो जाता है।

For him who discerns between the Mind and the Spiritual Man, there comes perfect fruition of the longing after the real being of the Self.

मूल सूक्त–

तदा विवेकनिम्नङ्कैवल्यप्राग्भारञ्चित्तम् ॥ 26 ॥

काव्यानुवाद–

योगहिं चित्त निमग्न विवेका, बस 'कैवल्य' लक्ष्य एक एका।
अब कारण माहिं चहहिं विलीना, अभिमुख ब्रह्म ब्रह्म तल्लीना।26।

भावार्थ–

योग-साधना करने का अर्थ यही है कि साधक सब प्रकार की आसक्तियों, भावनाओं, संवेदनाओं को अंतर्विजित कर अपनी चेतना को पूर्ण समग्रता से एकाग्र करता हुआ केवल 'कैवल्याभिमुख' हो जाए। साधक तब तक स्वयं को 'कैवल्य' के लिए समर्पित करता रहे, जब तक सर्वोच्च सत्ता का उद्घाटन न हो जाए। विवेक ज्ञान के उदय से निरंतर अंतर्ज्ञान की परतें खुलती जाती हैं और साधक अपने कारण में विलीन होने को व्यग्र हो जाता है। एक सच्ची आंतरिक पुकार और कारण में विलीन होने की तड़प साधक में जाग्रत् हो जाती है। सच भी है कि लक्ष्य पाने को लक्ष्य के लिए तड़प का होना अनिवार्य है। आध्यात्मिक चेतना, सच्ची पुकार से परब्रह्म के साथ एकत्व हो जाना ही 'कैवल्य' का अर्थ है। अब कुछ शेष रहा ही नहीं, यही अशेष होना है, यही कारण में विलीन होना है। योग-दर्शन, 4/34

यतेन्द्रियमनोबुद्धिर्मुनिः मोक्षपरायणः।
विगतेच्छाभयक्रोधो यः सदा मुक्त एव सः॥

—गीता, 5/28

जिसने मन, बुद्धि एवं इंद्रियों पर विजय पा ली, ऐसा मोक्षपरायण मुनि सदैव ही मुक्त है।

Thereafter, the whole personal being bends toward illumination, toward Eternal Life.

मूल सूक्त–

तच्छिद्रेषु प्रत्ययान्तराणि संस्कारेभ्यः॥ 27॥

काव्यानुवाद–

जदपि निमग्ना चित्त समाधि, उपजहिं तदपि बहुत विधि व्याधि।
संस्कार गत तिनको मूला, अब सम बीज दग्ध निर्मूला। 27।

भावार्थ–

स्थिरता और दृढ़ शांति यौगिक चेतना की नींव है। विवेक ज्ञान में निमग्न, गहन साधना में चित्त लीन होते-होते कभी-कभी प्राण निम्नतर प्रेरणाओं से प्रभावित हो जाते हैं। साधक में यह व्युत्थान अवस्था और विवेक ज्ञान-रहित क्षणों के आने का कारण दग्ध बीज के सदृश दबे हुए पूर्व संस्कार हैं। उस समय प्राण तत्परता से साधना को सहारा नहीं देते हैं। बीच-बीच में चेतना के नीचे उतर आने का अनुभव प्रायः सभी साधकों को होता है। इसमें दग्ध पूर्व संस्कारों के अतिरिक्त और भी कई कारण होते हैं; जैसे—निम्न प्राण की कोई गहरी संचेतना, जो अभी तक परिवर्तित नहीं हुई, कोई जड़ता या मलिनता—जिसका रूपांतरण साधक नहीं कर पाया, कोई अतीव सुखद या दुःखद अनुभूति, जो नस-नस में व्याप्त हो आदि। उस संस्कार का साधक से संबंध तो था ही, जो पुनः जाग्रत् होना चाहता है। इस संवेदित क्षण में साधक को आवश्यकता बस, इस बात की है कि वह अपने प्राणमय भाग को अधिक दृढ़ता से सर्वोच्च सत्ता में दृढ़ करे।

In the internals of the batik, other thoughts will arise, through the impressions of the dynamic mind-images.

मूल सूक्त–

हानमेषां क्लेशवदुक्तम्॥ 28॥

काव्यानुवाद–

चित्त लीन निज कारण माहीं, संस्कार तब स्वतः नसाहीं।
दग्ध बीज सम क्लेश निःशेषा, पुनरि अंकुरण क्षमता शेषा। 28।

भावार्थ–

जब तक चित्त है और चित्त में एक भी इच्छा बाकी है, तब तक संस्कार बनते ही रहेंगे। जब साधक मन, चित्त व बुद्धि से ऊपर उठकर अंतरात्मा के साथ तदाकार होता है, तब इच्छाओं का निर्माण बंद होता है। किंतु वे कृत कर्म, जिनके संस्कार चित्त पर गहरे जमे हुए हैं, उनका नाश चित्त के अपने कारण में गुणों में विलीन होने पर ही होता है।

किसी बीज को यदि भून दिया जाए तो उसकी पुनः अंकुरण क्षमता नष्ट हो जाती है। इसी तरह ज्ञानाग्नि में संस्कारों को दग्ध किए जाने पर, विद्यमान बने रहने पर भी वे दग्ध संस्कार पुनर्जन्म का कारण नहीं बन सकते। इस तरह ध्यान-जनित चित्त कर्म-संस्कारों से रहित होता है। योग-दर्शन, 4/6 और योगी की तापसी प्रव्रज्या से संस्कार गलते जाते हैं।

इस सूक्त का निहित मर्म संस्कारों का 'कारण में विलीन' होना है—अर्थात् मूल को ही निर्मूल करने से तात्पर्य है, जिसे संस्कृत में 'प्रति प्रसव' अर्थात् प्रसव से पूर्व जो बीज रूप अति प्रारंभिक अवस्था थी, जहाँ उसका कारण विद्यमान था, उस कारण को ही नष्ट करने की प्रक्रिया को योग-दर्शन में 'प्रति प्रसव' कहा गया है। योग-दर्शन में 'प्रति प्रसव' दो बार, 2/10 और 4/34 में आया है, जो संस्कार के संदर्भ में है। संस्कारों का नाश चित्त को उसके मूल कारण प्रकृति में लीन कर देने के तात्पर्य से कथित किया गया है।

यदा विनियतं चित्तमात्मन्येवावतिष्ठते।
निःस्पृह सर्वकामेभ्यो युक्त इत्युच्यते तदा॥

—गीता, 6/18

योगाभ्यास द्वारा वशीभूत मन जब परमात्मा में रम जाता है, तब मनुष्य की सभी कामनाएँ नष्ट हो जाती हैं। ऐसे मनुष्य को योगी कहते हैं।

These are to be overcome as it was taught that hindrances should be overcome.

मूल सूक्त–

प्रसङ्ख्यानेऽप्यकुसीदस्य सर्वथा विवेकख्यातेर्धर्ममेघः समाधिः ॥ 29 ॥

काव्यानुवाद–

चित्त विवेक ज्ञान वैरागी, अस योगी सम को बड़भागी।
धर्ममेघ तिन पाइ समाधी, तासों महिम न कोउ उपाधी। 29।

भावार्थ–

यह योगी की नितांत निःस्पृह, असंपृक्त, असंग और सर्वोच्च अवस्था का अति सूक्ष्म विवेचनात्मक सूक्त है। ऋषिवर कहते हैं—जिस योगी को 'विवेक ज्ञान' की महिम महिमा में भी विरत भाव हो जाता है, उस योगी का विवेक ज्ञान सदा-सर्वदा ज्योतिर्मय रहता है। उसका सब भावों पर स्वामित्व भाव होता है और सर्वज्ञातृत्वम् सर्वज्ञ भाव हो जाता है। योग-दर्शन, 3/49। आत्मतत्त्व के पुद्गल परमाणुओं पर जिस योगी की साधना पर इतनी गहरी और सूक्ष्म पकड़ है, वह किसी प्रलोभन के नितांत परे हो चुका वही सर्व को अविकल जान सकता है और उसी योगी को सर्वाधिक उच्च समाधि अवस्था 'धर्ममेघ' समाधि प्राप्त होती है।

He who, after has attained, is wholly free from self, reaches the essence of all that can be known, gathered together like a cloud. This is the true spiritual consciousness.

मूल सूक्त–

ततः क्लेशकर्मनिवृत्तिः ॥ 30 ॥

काव्यानुवाद–

धर्ममेघ जब सिद्ध समाधी, पाँचों क्लेश करम की व्याधी।
सकल विनाशहिं सकल समूला, सकल कलेशन को उन्मूला।30।

भावार्थ–

धर्ममेघ समाधि की पात्रता पाए योगी की ऋतंभरा जाग्रत् है। अविचल तितिक्षा का पथिक सर्वोच्च योगी सर्वोच्च योग पद 'धर्ममेघ' समाधि से विभूषित होता है। उस योगी के अविद्या, अस्मिता, राग, द्वेष और अस्मिता आदि पाँचों क्लेशों का नाश होता है। शुक्ल, कृष्ण और मिश्रित कर्मों के कर्म संस्कार समूल ही निर्मूल होते हैं। धर्ममेघ समाधि प्राप्त योगी अब मुक्त और मोक्ष का सर्वोच्च अधिकारी है।

Thereon comes surcease from sorrow and the burden of toil.

मूल सूक्त–

तदा सर्वावरणमलापेतस्य ज्ञानस्यानन्त्याज्ज्ञेयमल्पम्॥ 31॥

काव्यानुवाद–

अमल आवरण हीन विवेका, महा अनंत ब्रह्म ही एका।
जो कछु ज्ञेय अल्प सोउ लागा, अब सर्वज्ञ ज्ञात सत जागा। 31।

भावार्थ–

जिसके सकल संस्कार, द्वंद्व, अज्ञान, कर्म के चक्रव्यूह—सब शेष हो गए, उस सर्वज्ञ को अब क्या जान पाना शेष रह गया। जगत् के सभी ज्ञान अब उसके लिए अल्प हैं। वह सिद्ध और मुक्त योगी सभी ज्ञानों की परात्पर सीमा पर है। अब वे ब्रह्म की ध्रुवीय सत्ता के अंश हैं, अर्थात् एक पूर्ण चैतन्य सत्ता है, जो पूर्णत्व से जुड़ चुकी है।

When all veils are rent, all stains wash away, his knowledge becomes infinite; little remains for him to know.

मूल सूक्त–

ततः कृतार्थानां परिणामक्रमसमाप्तिर्गुणानाम्॥ 32॥

काव्यानुवाद–

धर्ममेघ जब मिली समाधी, भई शेष योगी की व्याधी।
भुक्ति मुक्ति सब भई निःशेषा, अतः न भावी देह प्रवेशा। 32।

भावार्थ–

भावातीत मनःस्थिति, कर्म–निर्जरा, संस्कार निःशेष, द्वंद्वातीत, सर्वातीत, असंग और तापसी प्रव्रज्या और 'धर्ममेघ' समाधि पाए योगी के लिए गुणों का अब कोई कर्तव्य शेष नहीं रहता। अब तो वह स्वयं गुणातीत हो चुका है। वैसे भी गुणों का काम पुरुष को भोग या अपवर्ग देने तक ही है, जो पूरा हो चुका। गुणों के परिणाम देने के स्वभाव से अब योगी का कुछ लेना–देना नहीं। जब परिणाम क्रम नहीं तो कोई प्रभाव भी नहीं, अतः वे भावी शरीर का निर्माण नहीं कर सकते।

Thereafter comes the completion of the series of transformation of the three nature potency, since their purpose is attained.

मूल सूक्त–

क्षणप्रतियोगी परिणामापरान्तनिर्ग्राह्यः क्रमः ॥ 33 ॥

काव्यानुवाद–

क्रम–क्रम क्रमिक करम प्रारूपा, परिवर्तित यह प्रकृति सरूपा।
क्षण–क्षण क्षणिक–क्षणिक संबंधा, सब अंतिम परिणाम प्रबंधा। 33।

भावार्थ–

क्रम एक के बाद एक कोई दो नहीं, कोई व्यवधान नहीं, कोई बाधा या विभाजन नहीं। यही क्रम है।

क्षण समय का वह अंश, जिसके और टुकड़े नहीं किए जा सकते, अर्थात् अणु। समय का समग्र दर्शन इसी क्षण पर आश्रित है। समय क्षण–क्षण कर ही आता है, क्रम से आता है। इसी को यहाँ 'क्षण प्रतियोगी' कहा

है, जिसे योग-दर्शन, 3/15 में 'क्रमान्यत्वं परिणामान्यत्वे हेतुः' कहा गया है। शिशु का बढ़ना युवा, वृद्ध आदि क्रम का ही परिणाम है। पदार्थ नए से पुराना होता है, एक दिन में नहीं होते। यह क्षण का ही परिणाम है।

युग-युगांतर क्रम की कड़ियों से ही जुड़े हैं। साधना में भी प्रगति के क्लियर क्रमिक प्रयास का महत्त्व है—

शनैः शनैः रुपरमेद्बुद्ध्या धृतिगृहीतया।

—गीता, 6/25

क्रमपूर्वक अभ्यास करता हुआ उपराम हो जाए और मन को आत्मा में लगाकर किसी अन्य का चिंतन न करे।

The series of transformations is divided into moments. When the series is completed, time gives place to duration.

मूल सूक्त—

पुरुषार्थशून्यानां गुणानां प्रतिप्रसवः कैवल्यं स्वरूपप्रतिष्ठा वा चितिशक्तिरिति॥ 34॥

काव्यानुवाद—

करम भाग सब चुका चुकाई, दीन पावना सब निपटाई।
कारण लीन करौ सब शेषा, अथ कैवल्य प्रसाद विशेषा। 34।

भावार्थ—

वस्तु सब अपनी-अपनी हो जाएँ तो कौन किसका स्वामी और कौन किसका दास होता है। आत्म-तत्त्व से ब्रह्म-तत्त्व तक की यात्रा, योग-यात्रा है।

द्रष्टा का अपने निज स्वरूप में प्रतिष्ठित होना ही कैवल्य है। कैवल्य—अर्थात् एक अकेला, कोई अन्य नहीं; न त्रिगुण, न विकार, न द्वैत, न मैं, न मेरा, न ममकार, न राग, न द्वेष, न अहं, न अहंकार। सबका दीना-पावना चुक गया, सुख-दुःख के व्यापार शेष हो गए। भाव, विभाव और उनके प्रभाव अर्थहीन हो गए। सब अपने-अपने कारण में विलीन हो गए। सब प्रति प्रसव

की अवस्था में विलीन हो गए। अब बस अकेला ब्रह्म तत्त्व, केवल एक परम तत्त्व, यही 'कैवल्य' का विशेष प्रसाद है।

Pure spiritual life is, therefore, the inverse resolution of the potency of Nature, which have emptied themselves of their value for the Spiritual man; if it is the return of the power of pure consciousness to its essential form.

इति कैवल्य-पाद

इति पतञ्जलि योग-दर्शन

□

योग-निद्रा

योग

'योग' का शाब्दिक अर्थ है—जुड़ना और जुड़ाव संकेत करता है कि कुछ पृथक् है, जिससे जुड़ना है, अर्थात् पृथकता से एकत्व ही योग है। आध्यात्मिक, दार्शनिक और यौगिक परिप्रेक्ष्य में योग का अर्थ आत्मा का परमात्मा से योग के अर्थ में लिया जाता है। विशेष तथ्य यह है कि अंक से अंक का, जल से जल का योग संभव है; जल से पत्थर का नहीं अर्थात् सजातीय तत्त्वों का ही योग संभव है, विजातीय का नहीं। योग में आत्म-तत्त्व का परमात्व तत्त्व से मिलन का दर्शन है, अर्थात् योग द्वारा जीव की ब्रह्म से योग (एकत्व) की संभावना की पुष्टि भी है।

निद्रा

'निद्रा' का शाब्दिक अर्थ है, **अवचेतन अवस्था अर्थात् स्वप्नावस्था।** या केवल देह के अवयवों की एक प्राकृतिक अवस्था, जो श्रम के बाद विश्राम और पुनर्शक्ति संकलन के लिए प्रकृति की ओर से सभी प्राणधारियों को मिली है।

योग-निद्रा

योग-निद्रा—ब्रह्म से योग करने की प्रक्रिया में रत योगी का चित्त, मन और आत्मा जब गहरी अंतश्चेतना के साथ अंतस में प्रवेश करता है तो स्वभावतः ही योगी जगत् के प्रति उदासीन हो जाता है। यही जगत् के प्रति निद्रा, किंतु अंतर्मन का जागरण ही योग-निद्रा है। शयन में जागरण जैसे

विरोधाभास को सार्थक करने की आध्यात्मिक व यौगिक प्रक्रिया ही योग-निद्रा है। अत: योग-निद्रा चेतना का जागरण है और देह की सुषुप्ति है, देह से देही की ओर अग्रसित होने की यौगिक प्रक्रिया है। संसार से उदासीन, निरपेक्ष और अलग; किंतु अंतस से सलग मानसिक, आत्मिक और बौद्धिक चित्त की अवस्था को योग-निद्रा के रूप में परिभाषित किया जा सकता है।

योग-निद्रा में भौतिक मन एक प्रकार की तंद्रा की अवस्था में आ जाता है। तब अंतर्मन अधिक वेग से उच्चतर आनंद को, जो योग का लक्ष्य है, पाने को तत्पर हो जाता है। यहाँ एक सच्ची आंतरिक पुकार तथा आध्यात्मिक चेतना सुदृढ़ अभीप्सा पाकर उत्तरोत्तर योगी को उसके अंतिम लक्ष्य तक ले जाने में सहायक होती है।

योग-निद्रा क्या है?

योग-निद्रा जाग्रत् नींद है। यह शयन में जागरण है, जो स्थूल से सूक्ष्म, देह से देही की आंतरिक यात्रा है; यथा इंद्रियों का निग्रह मन में, मन का प्राण में, प्राण का आत्मा में और आत्मा का परमात्मा में योग-निद्रा का यह क्रमिक क्रम है।

जिसमें अंतस की परतों को खोलकर आंतरिक चेतना से परिचित कराते हैं और देह से ध्यान हटाकर अंग-अंग की ऊर्जा को क्रमश: चित्त-बिंदु पर ले आते हैं। योग-निद्रा में सिखाया जाता है कि प्रति श्वासों को मन में केंद्रित कर चैतन्य भाव में उतर जाओ, क्योंकि तुम देह नहीं, देही हो। अपने स्वरूप में जुड़ते ही मन के सारे आग्रह बिखर जाते हैं। अज्ञान से तुम स्वयं को देह मान बैठे हो, यही तुम्हारी जड़ता और दु:ख का कारण है। सांसारिक भोगों में निरंतर सुख देने की शक्ति ही नहीं है। अत: अंतर्मन की परतें खोलकर अपने मूल स्वभाव को उपलब्ध हो जाओ, जहाँ पूर्ण शांति और शाश्वत सुख है। यही आत्मा का स्वभाव है और तुम उसी में स्थित हो। योग-निद्रा में साधक के चित्त और मन को इसी भाव-प्रदेश में लाया जाता है। देह की संचेतना को शिथिल और अंतर्मन को प्रखर साक्षी भाव, द्रष्टा भाव में लाया जाता है। यही यौगिक प्रयास योग-निद्रा है।

ये हि संस्पर्शजा भोगा दुःखयोनय एव ते।
आद्यन्तवन्तः कौन्तेय न तेषु रमते बुधः॥

—गीता, 5/22

हे कुंतीनंदन! जो इंद्रियों और विषयों के संयोग से पैदा होनेवाले भोग (सुख) हैं, वे आदि-अंतवाले और दुःख-कारण हैं।

चंचल मन ही वृत्तियों को भटकाकर जहाँ-तहाँ लगता है, जिसके लिए श्रीकृष्ण ने 'गीता' में निर्देश दिया—

यतो— यतो निश्चरति मनश्चञ्चलमस्थिरम्।
ततस्ततो नियम्यैतदात्मन्येव वशं नयेत्॥

—गीता, 6/26

यह अस्थिर और चंचल मन जहाँ-जहाँ विचरण करता है, वहाँ-वहाँ से हटाकर इसे परब्रह्म में लगाए।

योग-निद्रा में इसी प्रक्रिया का अभ्यास करने का प्रयत्न और प्रयास किया जाता है।

मन का निरोध और विलय करना है, क्योंकि संसार तुम्हारे मन का ही प्रतिबिंब है। योग-निद्रा में तुम्हारे संस्कारों, स्मृतियों में अव्यक्त रूप से दबे कर्म परमाणुओं को भी तुम्हें साक्षी भाव में लाकर दग्ध करने की प्रक्रिया अपनाई जाती है। आत्मस्थ होकर साक्षी भाव में द्रष्टा बनकर अपने स्वरूप में उतरो। भोग से उपजे संस्कार दुःखों के कारण हैं और दुःख-निवृत्ति का एक ही उपाय है—चित्त-शुद्धि, चित्तवृत्ति-निरोध, आत्म-स्वरूप में अवस्थिति। दुःख का स्वरूप कोई भी हो, किंतु उसकी जड़ें चित्त में ही कहीं-न-कहीं जमी होती हैं।

भौतिकता की त्रासदी से ऊबा हुआ संत्रस्त मनुष्य यंत्र से मंत्र की ओर उन्मुख है, क्योंकि सुख-शांति पाना सबका अंतिम लक्ष्य है। वैसे भी, प्रकृति परिक्रमायित है; घूमकर वहीं जाती है, जहाँ से आरंभ हुई थी—जीव का जन्म-मरण, पुनर्जन्म आदि। केवल देह बदलने से क्या होगा, जब तक कामनाओं और वासनाओं से भरा चित्त है। अज्ञान के कारण रूप बदल-बदलकर आना-

जाना निवारण नहीं। देह बदलने से क्या होगा, जब तक वासनाओं और मन का क्षय नहीं होगा। योग-निद्रा में इसी वैराग्य को उद्दीप्त किया जाता है, क्योंकि योग-दर्शन में ऋषि पतञ्जलि ने लिखा है कि वैराग्य की दृढ़ता से समाधिप्रज्ञा के संस्कारों का भी निरोध हो जाता है और निर्बीज समाधि की सिद्धि होती है।

तदपि बहिरंग निर्बीजस्य।

—विभूतिपाद, 8

मन की स्थिरता और दृढ़ता, क्योंकि मन ही बंधन मोक्ष कारण है।

मनः ऐव मनुष्याणां बन्धनात् मोक्षयोकारणम्।
बन्धाय विषयासङ्गी, मुक्तये निर्विषयं मनः॥

—विष्णुपुराण

योग-निद्रा और मोह-निद्रा में अंतर

योग-निद्रा—जगत् के प्रति सुषुप्ति और अंतस का जागरण है।

योग-निद्रा में मन अपनी मानसिक रचनाओं और चंचल स्वभाव का कुछ समय के लिए त्याग करता है, तन अपने स्वभाव को और माँगों को रोक देता है, प्राणों का उद्वेग संतुलित हो जाता है। साधक की भीतरी चेतना जाग्रत् होकर एक प्रकार के गहरे ध्यान की अवस्था की ओर ले जाती है। देह से देही की ओर जाती इस आंतरिक यात्रा में साधक के मन व चित्त का रूपांतरण होता है। साधक को सर्वथा सात्त्विक व विलक्षण अनुभूतियों का अनुभव होता है। जड़ता और अहं की टिघलन, सूक्ष्मता में समाता हुआ मन और चित्त, आत्मभाव में समाहित वृत्ति का विकास—ये सभी सात्त्विक लक्षण योग-निद्रा में फलीभूत होते हैं। आत्म-ज्ञान का पहला लक्षण है—वह सुख-दुःख की तरंगों से असंपृक्त रहता है। संस्कारों को साक्षी भाव से देखने के कारण वह आत्म-भाव में विचरण करता है और योग-निद्रा के उपरांत स्वयं को भारहीन अनुभव करता है।

मोह-निद्रा

मोह-निद्रा अंतस की सुषुप्ति और जगत् के प्रति जागरण

मोह-निद्रा या सामान्य नींद में हम स्वप्न में भी अपना संसार बसा लेते हैं और तदनुसार सुखी या दुःखी भी होते हैं; क्योंकि मोह-निद्रा में मनुष्य संस्कारों को भोक्ता भाव से भोगता हुआ और अधिक आबद्ध होता है। मोह-निद्रा में केवल शरीर नहीं होते; किंतु मन, इंद्रियाँ, अनुभव और संसार सबकुछ होता है। भोग, कामनाएँ, भय, राग, द्वेष, प्रेम, भ्रमण, दृश्य, संस्कार और मन के सारे विकार, विचार और संसार होते हैं। विचारों की भीड़ में खोया हुआ उसका अस्तित्व सदा भटता ही रहता है, क्योंकि अंदर की शांति से ही बाहर की तृप्ति मिलती है।

भोक्ता भाव से मनुष्य भोगता भी है, जिससे जागने पर भारीपन और चिंताओं का भार होता है। जड़ता दृढ़ होती है।

योग-निद्रा : वर्तमान परिप्रेक्ष्य में

आज का युग जितनी सुविधाओं से उतनी ही जटिलताओं से युक्त है। महत्त्वाकांक्षाओं के तो जैसे पहाड़ लग गए हों। इनको पूरी कर पाने की दौड़ और न पूरी होने की हताशा ने पूरे समाज का मानसिक संतुलन और शांति नष्ट कर दी है। भौतिकता की तृष्णा से तप्त व्यक्ति तृप्ति और शांति की खोज में है।

शारीरिक, मानसिक और भावनात्मक जड़ता के आधिक्य से आज मनुष्य मनुष्य न रहकर वस्तु-सा हो गया है और उसका प्रयोग भी वस्तु की तरह ही हो रहा है। मनोविकार, अवसाद, निराशा, तनाव, हताशा, नकारात्मक विचार, प्रतिस्पर्धा, भौतिकता, धन पाने की अदम्य लालसा—इन सबको आज का मनुष्य ढो रहा है। इन सबसे मुक्ति की छटपटाहट ही उसे योग की ओर उन्मुख करती है।

जब विचारों की भीड़ धीरे-धीरे हट जाए, जगत् का चिंतन शिथिल पड़ जाए, संस्कारों और स्मृतियों के प्रति साक्षी भाव आ जाए। तन का भार, मन का भार, विकारी विचारों का भार हट जाए—ऐसी ही यौगिक क्रिया का नाम योग-निद्रा है।

अपनी सत्ता के प्रत्येक भाग से अहं की जड़ता से सूक्ष्मता की ओर अग्रसर होने की मानसिक, आत्मिक और आंतरिक प्रक्रिया को योग-निद्रा में लाने का प्रयास किया जाता है। इसीलिए साधक को सर्वप्रथम सीधे पीठ के बल लेटकर, दोनों पैरों के बीच अंतर और हथेलियों को खोलकर देह को सहज, शिथिल, शांत और तनाव-मुक्त करने को कहा जाता है।

श्वासों पर मन को केंद्रित करो, चेतना का ध्यान करते हुए सोचो—तुम देह नहीं, देही हो। इन विचारों से ही धीरे-धीरे नींद-सी आती है। नींद न कहकर इसे सही शब्दों में 'तंद्रा' कह सकते हैं; क्योंकि साधक प्रशिक्षक के संक्षिप्त निर्देशों को सुनकर अनुसरण भी करता है। योग-निद्रा में देह के सभी बिंदुओं की शक्ति को मनोबल और तीव्र विचार शक्ति से खींचकर आत्मस्थ करते हैं। फिर साक्षी भाव से अपने संस्कारों को विगलित होता हुआ देखते हैं। इस असंपृक्त अवस्था का नाम ही 'योग-निद्रा' है, जिससे सारे तनाव विगलित होते हैं। अतः आज के युग में जितनी आवश्यकता है, कदाचित् ही कभी रही होगी।

ऋषिजन्य पद्धति

'पतञ्जलि योग-दर्शन' ऋषि पतञ्जलि द्वारा रचित इसी यौगिक प्रक्रिया का अद्‌भुत और विस्मयकारी ग्रंथ है। इसमें गणितीय भाषा में सूक्त दिए गए हैं। इन सूक्तों में शाश्वत सत्य समाए हुए हैं, जो चिरंतन काल से आज तक वैसे ही सत्य हैं, जैसे सूर्य पूर्व में उदित होता है। इस ग्रंथ का केवल एक सूक्त।

योगश्चित्तवृत्तिनिरोधः—2

चित्त की वृत्तियों का सर्वथा रुक जाना ही योग है। आज विश्व के शारीरिक, मानसिक, भावनात्मक समस्याओं के मूल में विकारी चित्तवृत्तियाँ ही हैं। इनका सर्वथा समाधान इस एक सूक्त में समाहित है।

हमारे कर्मों के तीन गुप्त उद्‌गम स्थान होते हैं। गुप्त इसलिए कि इनसे हम सर्वथा अनभिज्ञ रहते हैं—अतिचेतना, अंतश्चेतना और अवचेतना। किंतु हमारा मन इन स्रोतों को जानने की चिंता नहीं करता और इनको अपना ही

मानने लगता है।

वेदों में भी मन व चित्त की आंतरिक अवस्था की सजगता की प्रार्थना हमारी चेतना को जगाती है और सोते-जागते एवं सुषुप्ति—तीनों ही कालों में शुभ संकल्पों के लिए प्रभु से प्रार्थित हैं।

ओ३म् यज्जाग्रतो दूरमुदैति देवं तदु सुप्तस्य तथैवेति।
दूरंगमं ज्योतिषां ज्योतिरेकं तन्मे मनः शिवसंकल्पमस्तु।

—यजुर्वेद, 34/1

'यजुर्वेद' में परब्रह्म से जीव प्रार्थित है कि सोते-जागते और सुषुप्ति तीनों ही अवस्थाओं में मेरा मन जितनी भी दूर जाए, वह शुभ संकल्पोंवाला हो। शुभ संकल्पित मन सात्त्विक संपदा है; क्योंकि जहाँ तुम्हारा मन है, तुम वहीं हो। अतः जो अंग, उपांग, भाव, मन, बुद्धि आदि से संचालित है, उन्हें बाहर छोड़ दो तो भीतर केवल चैतन्य का साथ मिलेगा। शक्ति भीतर और शांति बाहर, यही बोध है, ज्ञान है, सार है। अभीप्सा की शक्ति और साधना की सामर्थ्य से मन और प्राण अनुमति देने लगते हैं, तब अस्तित्व के सभी भागों में उच्चतर आध्यात्मिक चेतना को अहर्निश उतारते रहने का अभ्यास होते ही उसकी बुद्धि में अलौकिक ज्ञान शक्ति आ जाती है।

ऋषि पतञ्जलि के अनुसार—

तज्ज्यात्प्रज्ञालोकाः

—विभूतिपाद, 3/5

उसकी बुद्धि में अलौकिक ज्ञान-शक्ति आ जाती है।

'गीता' में योग शब्द 64 बार आया है, जबकि 'सुलभ' शब्द केवल एक बार आया है। नित्य युक्त योगी को मैं सुलभ हूँ। योग-निद्रा ही अनवरत अभ्यास से नित्य-योग में रूपांतरित हो जाती है।

□

प्राण-सूक्त—अथर्ववेद

प्राण ही जीवन है।

'प्राणः पिता प्राणो माता'

छांदोग्य उपनिषद्।

वायुरायुर्बलं वायुर्वायुर्धाता शरीरिणाम्।
वायुर्विश्वमिदं सर्व प्रभुर्वायुश्च कीर्तितः।

चरक संहिता।

वायु जीवन है, वायु बल है, वायु जीवों का धारक है, वायु ही इस विश्व का कारण है और वायु ही सबका प्रभु है। सकल ब्रह्मांड का प्राण वायु है।

अथर्ववेद में वायु की गरिमा के संदर्भ में प्राण-सूक्त है, उसी सूक्त का मूल संस्कृत से हिंदी में काव्यानुवाद—

ॐ

प्राण-सूक्त—अथर्ववेद 11/4/1-26

ॐ

मूल मंत्र—

प्राणाय नमो यस्य सर्वमिदं वशे।
यो भूतः सर्वस्येश्वरो यस्मिन्त्सर्वं प्रतिष्ठितम् ॥1॥

काव्यानुवाद—

प्राण के आधीन सब जग, प्राण को मेरा नमन,
प्राण ही ईश्वर है सबका, प्राण करते संचलन। 1।

भावार्थ–

जिसके आधीन यह सकल ब्रह्मांड है, उस प्राण को मेरा नमन है। वह प्राण सबका धारक ईश्वर है और उसमें ही सृष्टि संचालित है।

मूल मंत्र–

नमस्ते प्राण क्रन्दाय नमस्ते स्तनयित्नवे।
नमस्ते प्राण विद्युते नमस्ते प्राण वर्षते ॥ 2 ॥

काव्यानुवाद–

नाद मेघों में व गर्जन, प्राण ही करते सृजन,
वृष्टि करते विद्युते, हे प्राण! को मेरा नमन। 2।

भावार्थ–

प्राणों की शक्ति से ही मेघों में गर्जन, बादलों में विद्युत् की चमक होती है। वृष्टि करनेवाले हे प्राण! तुझको नमन है।

मूल मंत्र–

यत्प्राण स्तनयित्नुनाअभिक्रन्दत्योषधीः।
प्र वीयन्ते गर्भान्दधतेअथो बहिर्वि जायन्ते ॥ 3 ॥

काव्यानुवाद–

प्राण तू मेघों के द्वारा, गर्जना करता गहन,
ओषधि तेजस्व पाकर, गर्भ धारित, वृद्धि बन। 3।

भावार्थ–

हे प्राण! तू मेघों के द्वारा ओषधियों के समक्ष गहन गर्जना करके उनमें ऊर्जा, तेजस्विता और बल संप्रेषित करता है। तुझसे ही ऊर्जा पाकर (गर्भान दधते) गर्भ धारण कर ओषधियाँ वृद्धि और विस्तार पाती हैं।

मूल मंत्र–

यत प्राण ऋतवागन्तेअभिक्रन्दत्योषधीः।
सर्व तदा पर मोड़ते यत्किं च भूम्यामधिम्॥ 4॥

काव्यानुवाद–

प्राण! वर्षा काल ओषधि, हेतु तू गर्जित गहन,
भूमि पर सर्वस्व तब ही, सकल हों आनंद घन। 4।

भावार्थ–

हे प्राण! वर्षा ऋतु में ओषधियों के वर्धमान और पोषण हेतु ही तू गर्जन करता है, तब सकल भूमि पर जो भी पल्लवित होता है, असीम आनंद देता है।

मूल मंत्र–

यदा प्राणो अभ्यवर्षीद्वर्षेनम पृथ्वीं महीम।
पशवस्तत्प्र मोदन्ते महो वै नो भविष्यति॥ 5॥

काव्यानुवाद–

महिम भू पर वृष्टि से, जब प्राण बरसें वृष्टि बन,
सकल पशु हर्षित महा, अथ हम सभी का पल्लवन।5।

भावार्थ–

जब प्राण वृष्टि द्वारा इस विशाल भूमि पर वर्षा करता है, तब सकल पशु अति हर्षित होते हैं और आशान्वित होते हैं कि निश्चय ही हम सब की वृद्धि और सुखद पल्लवन होगा।

मूल मंत्र–

अभिवृष्टा ओषधयः प्राणेन संवादिरन।
आयुर्वै नः प्रातीतरः सर्वा नः सुरभीरकः॥ 6॥

काव्यानुवाद–

वृष्टि वृद्धित ओषधि सब, प्राण से कहतीं वचन,
तू हमारी आयु वर्धक, सुरभि तुमसे हर्ष मन। 6।

भावार्थ–

ओषधियों पर वृष्टि होने से वृद्धि पाई हुई ओषधियाँ (प्रारेण संवादिरन) प्राण के साथ भाषण करते हैं कि, हे प्राण! तूने हमारी आयु बढ़ाई है, हम सबको पोषित और सुगंधिमय किया है।

मूल मंत्र–

नमस्ते अस्त्वायते नमो अस्तु परायते।
नमस्ते प्राण तिष्ठत आसीनायोत ते नमः ॥ 7 ॥

काव्यानुवाद–

प्राण को करते नमन हम, जो कि हैं गमनागमन,
प्राण जो आसीन स्थिर, उनको भी मेरा नमन। 7।

भावार्थ–

आगमन करनेवाले हे प्राण! तुझे नमन है। गमन करनेवाले हे प्राण! तुझे नमन है। स्थिर रहनेवाले और बैठनेवाले हे प्राण! तुझे नमन है।

मूल मंत्र–

नमस्ते प्राण प्राणते नमो अस्तवपानते।
पराचीनाय ते नमः प्रतीचीनाय ते नमः सर्वस्मै त इदं नमः ॥ 8 ॥

काव्यानुवाद–

प्राण जीवन प्राण सर्वम, प्राण को मेरा नमन,
प्राणपानापान गतिमय, पूर्ण को मेरा नमन। 8।

भावार्थ–

हे प्राण! जीवन के सकल कार्यों को संपन्न करनेवाले तुझे नमन है। अपान का कार्य करनेवाले हे प्राण! तुझे नमन है। आगे बढ़नेवाले और पीछे हटने वाले हे प्राण! तुझे नमन है। सकल कार्यों को करनेवाले हे प्राण! तुझे मेरा नमन है।

मूल मंत्र–

या ते प्राण प्रिया तनूर्यो ते प्राण प्रेयसि।
अथो याद भेषजम् तव तस्यं नो धेहि जीवसे॥ 9॥

काव्यानुवाद–

प्राण प्रिय जो देह तेरी, प्राणप्राणामय जो तन,
ओषधीय प्राण शक्ति, दीर्घ जीवन का वरण। 9।

भावार्थ–

हे प्राण! यह जो तेरा प्राणमय शरीर है, प्राणप्राणामय प्रिय भाग और जो तेरा (भेषज) ओषध है, वह (जीव से) वह सुदीर्घ जीवन आयु के लिए हे प्राण! हमें दो, हम प्रार्थित हैं।

मूल मंत्र–

प्राणाः प्रजा अनु वस्ते पिता पुत्रमिव प्रियं।
प्राणो ह सर्वस्येश्वरो यच्चं प्राणति यच्च न॥ 10॥

काव्यानुवाद–

पुत्र प्रिय संग जस पिता, तस प्राण से संबंध घन,
प्राण जड़ चेतन का ईश्वर, प्राण ही सर्वस्व धन। 10।

भावार्थ–

पिता त्वं मातरशिवनः हे प्राण तू जीवात्मा का पिता है। प्रश्नोपनिषद् 2/11

जिस प्रकार पिता अपने प्रिय पुत्र के साथ रहता है, यथावत् प्राण भी अपने (प्राणः प्रजाः अनु वस्ते) समस्त प्रजाओं के साथ रहता है। इस प्रकार जो यत प्राणति प्राण धारण करते हैं और जो प्राण यत च न धारण नहीं करते, उन सबका प्राण–ही–प्राण धारक है, ईश्वर है, सर्वस्व है। अर्थात्, वे प्राण को धारण नहीं करते, प्राण ही उनको धारण करता है। प्राण प्राणेश्वर हैं।

मूल मंत्र–

प्राणो मृत्युः प्राणस्तक्मा प्राणं देवा उपासते।
प्राणो हं सत्यवादिनमुत्तमे लोक आ दंधत॥ 11॥

काव्यानुवाद–

प्राण मृत्यु, प्राण जीवन, शक्ति अपि देवाः नमन,
प्राण उत्तम लोक में करें, सत्यवादी का उन्नयन। 11।

भावार्थ–

प्राण ही जीवन है, प्राण ही मृत्यु है। प्राण ही जीवन–शक्ति है। प्राण प्राणाधार है सर्वस्व है, उस प्राण, प्राण परमेश्वर की ही समस्त देवता आराधना करते हैं, उपासना करते हैं, क्योंकि प्राणाः ह सत्यवादिनम–सत्यवादी को प्राण ही उत्तम लोक में ले जाता है।

मूल सूक्त–

प्राणो विराद् प्राणो देष्ट्री प्राणं सर्वे उपासते।
प्राणो ह सूर्यश्चन्द्रमां प्राणमाहुः प्रजापतिं॥ 12॥

काव्यानुवाद—

प्राण रवि-शशि और प्रजापति, प्राण का तेजस गहन,
प्राण ही विश्वानि प्रेरक, विश्व करता स्तवन। 12।

भावार्थ—

प्राण विराट् है, प्राण ही विश्वानि सृष्टि का सम्राट् है। प्राण से ही सकल सृष्टि का तेजस, ओजस और वर्चस्व है। अतः प्राणम सर्वे उपासते—सब प्राण की ही उपासना करते हैं।

प्राण न सूर्यः चंद्रमाः, प्राण ही सूर्य है, प्राण ही चंद्रमा है और प्राणम आहुः प्रजापतिम प्राण को ही प्रजापति भी कहते हैं।

मूल मंत्र—

प्राणापानौ व्रीहियवावनडवान प्राण उच्यते।
यवें ह प्राण आहितोअपानो व्रीहिरुच्यते॥ 13॥

काव्यानुवाद—

प्राणापान ही जौ व चावल, प्रमुख बैल हैं प्राण घन,
प्राण ही जौ में समाहित, अपान ही अक्षत कथन। 13।

भावार्थ—

प्राण और अपान जौ व चावल हैं और बैल भी प्राण हैं।

विशेष—यहाँ छुपे हुए निहित भाव है, प्राण से अन्न उपजता है, अन्न से प्राणों की रक्षा होती है और बैल प्रमुख सहायक तत्त्व है, जो प्राणों से ही प्राण पाकर अन्न उपजने में सहायक है।

अतः प्राण की ऊर्जा को अन्न में आरोपित किया है। प्राण, प्राण से चलता है अतः यह प्राण की चक्रायित स्वभाव परक शक्ति है। अन्न ही प्राण और प्राण ही अन्न है।

मूलमंत्र–

अपानति प्राणति पुरुषो गर्भ अंतरा।
यदा त्वं प्राण जिन्वस्यथ स जायते पुनः ॥ 14 ॥

काव्यानुवाद–

गर्भ में भी जीव करता, प्राण अपान का संचलन,
प्राण की ही प्रेरणा से, जीव करता आगमन। 14।

भावार्थ–

गर्भ के अंदर जीव प्राण अपान का संचलन करता है। हे प्राण! तेरी ही प्रेरणा से गर्भस्थ शिशु में प्राणों का संचार होता है। तेरी ही स्फुरणा से 'अथ सः पुनः जायते', जीव का पुनः जन्म होता है।

बीजम मां सर्व भूतानां

मूल मंत्र–

प्राणमाहुर्मातरिश्वानं वातो ह प्राण उच्यते।
प्राणे हं भूतं भव्यम् च प्राणे सर्वं प्रतिष्ठितम् ॥ 15 ॥

काव्यानुवाद–

वायु नाम है प्राण का, मातरिश्वा भी कथन,
तीन कालों में है जो कुछ, सकल प्राण में संचलन। 15।

भावार्थ–

वातः ह प्राणः उच्यते।

वायु का नाम ही प्राण है, यही प्राण वायु है—जिसके बिना सब निष्प्राण है। इस प्राण को मातरिश्वा भी कहते हैं। विगत, आगत और वर्तमान काल में जो कुछ है, सब इसी में प्रतिष्ठित और समाहित रहता है।

मूल मंत्र—

आथर्वणीरांगिरसीदैवीमनुष्यजा उत।
ओषधयः प्र जायन्ते यदा त्वं प्राण जिन्वसि॥ 16॥

काव्यानुवाद—

आथर्वणी, आंगीरसी, दैवी, मनुजकृत बहुल घन,
प्राण की ही प्रेरणा से, फलित ओषधियाँ व वन। 16।

भावार्थ—

हे प्राण! जब तक तू प्राण संप्रेषित करता है, तब तक ही आथर्वणी, आंगीरसि, दैवी और मनुष्कृत ओषधियाँ फलित होती हैं।

मूल मंत्र—

यदा प्राणो अभ्यवर्षीद्वर्षेणं पृथ्वीमं महीम।
ओषधयः प्र जायन्तेअथो याः काश्चं विरुधः॥ 17॥

काव्यानुवाद—

प्राण जब इस महिम पृथ्वी, पर बरसता वृष्टि बन,
विविध ओषधियाँ वनस्पतियाँ पनपतीं, वृद्धि, धन। 17।

भावार्थ—

हे प्राण! जब तुम वृष्टि बनकर इस विस्तृत पृथ्वी पर जल-सिंचन करते हो, तब ही सब ओषधियाँ, वनस्पतियाँ और जो कुछ भी यहाँ है, सब वृद्धिमान होते हैं।

मूल मंत्र—

यस्ते प्राणेदं वेद यस्मिश्चासि प्रतिष्ठितः।
सर्वे तस्मै बलिं हरानमुष्मिल्लोक उत्तमे॥ 18॥

काव्यानुवाद–

प्राण की इस शक्ति को, जान पाता है जो जन,
प्राण हैं जिसमें प्रतिष्ठित, उसको सब करते नमन। 18।

भावार्थ–

हे प्राण! जो तेरी इस अप्रतिम, अद्‌भुत और अद्वितीय शक्ति को जानता है और जिस भी मनुष्य में तू प्रतिष्ठित होता है, उस उत्तम लोक में सब उसे समर्पित हैं।

मूल मंत्र–

यथां प्राण बलिहृतस्तुभ्यं सर्वाः प्रजा इमाः।
एवा तस्मै बलिं हरान्यस्त्वां श्रृणवत सुश्रवः॥ 19॥

काव्यानुवाद–

सकल जन करते हैं जस, हे प्राण! वर अभिनन्दनम्,
उत्तम यशस्वी, सुश्रुत जो, उनके लिए भी अर्पणम्। 19।

भावार्थ–

हे प्राण! जिस प्रकार सकल प्राणी (प्रजाजन) तेरा सत्कार करते हैं। उत्तम यशस्वी तेरा सत्कार करते हैं, तेरे प्रबल सामर्थ्य का गुणगान करते हैं, उसके लिए भी अर्पण कर देते हैं।

मूल मंत्र–

अंतर्गर्भश्चरति देवतास्वाभूतो भूतः स उं जायते पुनः।
स भूतो भव्यम् भविष्यत्पिता पुत्रं पर विवेशा शचीभिः॥ 20॥

काव्यानुवाद–

इंद्रियों में प्राण जो, गर्भ में वही संचरण,
परिभ्रमित त्रैकाल, पितु का अंश शिशु करता वरण। 20।

भावार्थ–

इंद्रियों में जो प्राण संचरित है, वही गर्भ में संचरित होता है। जो पहले हुआ वही अब पुनः होता है और जो अब हुआ है, वही आगे भी होगा। यह त्रैकालिक परिभ्रमण है। पिता अपनी समग्र शक्तियों के साथ पुत्र में प्रविष्ट होता है।

मूल मंत्र–

एकं पादं नोटखिदति सलिलाध्दंस उच्चरन्।
स भूतो भव्यम् भविष्यतिपिता पुत्रं प्र विवेशा शचीभिः। 21।

काव्यानुवाद–

प्राण वायु निमिष भी, रोके यदि, अपना चरण,
आज-कल, दिन-रात, तम -रवि, सकल सृष्टि का मरण। 21।

भावार्थ–

प्राण वायु क्षण भर को भी यदि अपना प्रवाह रोक ले तो आज-कल, दिन-रात, अंधकार-प्रकाश आदि सर्वस्व विलय हो जाएँ, सब अस्तित्वविहीन हो जाए।

मूल मंत्र–

अष्टाचक्रं वर्तत एकनेमी सहस्त्राक्षरं प्र पुरो नि पश्चा।
अर्धेन विश्वं भुवनं जजान यदस्यार्धं कतमः स केतुः॥ 22॥

काव्यानुवाद–

एक नेमि, अष्टचक्रम, सहस्त्राक्षर चक्रयन,
अर्ध भागे, विश्व भुवनम, शेष किसका केतुयन। 22।

भावार्थ–

एक नेमि (आधार) अष्ट चक्र युक्त और सहस्त्राक्षर चक्र में चक्रायित —ऐसा यह प्राण-चक्र आगे और पीछे गतिमान रहता है। अपने आधे भाग से सब भुवनों को जनित करके, जो आधा भाग शेष है, वह किसका केतु अथवा चिह्न है।

मूल मंत्र–

यो अस्य विश्वजन्मन ईशे विश्वस्य चेष्टतः।
अन्येषु क्षिप्रधन्वने तस्मै प्राण नमोस्तु ते॥ 23॥

काव्यानुवाद–

चेतना और जन्म दाता, प्राण प्राणेश्वर नमन,
हे अनन्या! त्वरित गतिमय, प्राण को अगणित नमन। 23।

भावार्थ–

हे प्राण! सबको जन्म देनेवाले, सकल विश्व को संचलित और प्राण से संचरित करनेवाले, इन सबका जो ईशानम है, उस अनन्य गतिमान को मेरा नमन।

मूल मंत्र–

यो अस्य सर्वजन्मन ईशे सर्वस्य चेष्टतः।
अतन्द्रो ब्रह्मणा धीराः प्राणो मानुम तिष्ठतु ॥ 24॥

काव्यानुवाद–

जन्म दाता चेतनामय, प्राण से ही स्तवन,
आत्मशक्ति धीरमय, मम प्राण कर मुझमें रमण। 24।

भावार्थ–

जीवन और जन्म धारक सदा गतिमान हे प्राण! जो सबका ही स्वामी है, ईशानम है, वह सर्वस्व प्राण शक्ति धैर्य युक्त होता हुआ अनवरत मेरा प्राण मेरे पास रहे।

मूल मंत्र–

ऊर्धवः सुप्तेषुम जागार ननु तिर्यङ्क्र नि पद्यते।
न सुप्तमस्य सुप्तेष्वनुम शुश्राव कश्चन॥ 25॥

काव्यानुवाद–

सबके सोने पर भी केवल, प्राण न करते शयन,
प्राण सोते क्या कदाचित, क्या कभी होता श्रवण?।25।

भावार्थ–

सकल सृष्टि के सो जाने पर भी यह प्राण तत्त्व ही है, जो अनवरत, अथक, अविरल जागता है, हम सोते हैं तो भी प्राण जागता, हमारी सजग होकर रक्षा करता है। प्राण सोते हैं, क्या कभी किसी ने सुना है?

मूल मंत्र–

प्राण माँ मत्पर्यावृतो न मदन्यो भविष्यसि।
अपाम् गर्भमिव जीव से प्राण बन्धनामि त्वा मयि॥ 26॥

काव्यानुवाद–

प्राण! मुझसे न पृथक्, न दूर हो करना गमन,
नीर सम, हे प्राण! मुझको, प्राण हित प्रिय बंधनम।26।

भावार्थ–

हे प्राणाधार प्राण! मुझे पृथक् न होना, मुझसे दूर न होना। नीर के समान हे प्राण! अपने प्राणों के लिए मैं तुझे अपने अंदर समाहित रखना चाहता हूँ।

अथर्ववेद के प्राण सूक्त का मूल संस्कृत से काव्य रूपांतरण

अखिल सृष्टि धारण करे, प्राण ही महत महान्,
बिना प्राण क्षण मात्र में, सकल सृष्टि निष्प्राण।

गर्भ से लेकर अंतिम श्वास पर्यंत कोई साक्षी है तो केवल प्राण हैं। पाँच तत्त्वों में प्राण प्रमुख और श्रेष्ठ हैं। इसीलिए छान्दोग्योपनिषद् में कहा है—

प्राणो वाव श्रेष्ठश्च ज्येष्ठश्च। प्र 5/1/1

शरीर में भी प्राण-ही-प्राण है, प्राण ही प्राणाधार है। सारी चेष्टाएँ प्राण से ही होती हैं। सारा चराचर प्राण के ही आधीन है। इस सर्वशक्तिशाली प्राण को प्रश्नोपनिषद् में जीवात्मा का पिता कहा है—

पिता त्वम् मातरश्विनः। प्र -2/11

पिता-प-जो पालन करे, ता-त्राण जो रक्षा करे। गर्भ से लेकर प्रयाण तक प्राण ही जीव को पालता, प्राण ही सोते-जागते रक्षा करता है। जीव सोता है, प्राण सदा जागता है।

वायु ही प्राण है, प्राण ही वायु है, क्योंकि यह पाँच तत्त्वों के अधिष्ठाता की प्रकृति का एक अंश है।

मेरी प्रकृति आठ भागों में विभक्त—पृथ्वी, वायु, जल, अग्नि, आकाश, नाम बुद्धि व अहंकार। गीता 7/4

मन तथा प्राण का एक-दूसरे से घनिष्ठ संबंध है।

यह विख्यात है—'चले वाते चलम चित्तं' प्राण वायु के चलायमान होने से चित्त भी चलायमान हो जाता है।

योग वशिष्ठ में लिखा है—

चित्तं प्राणपरिस्पन्दमाहुरागमभूषणः।
तस्मिन् संरोधिते नूनमुपशान्तं भवेन्मनः।

योग वशिष्ठ-उपशम प्रकरण-सर्ग-78 मंत्र 15

चित्त का परिस्पंदन, मन की गति प्राण परिपंदन के आधीन है, अतः प्राण निरोध करने से मन अवश्य उपशांत एवं निरुद्ध हो जाता है।

योग–दर्शन के संदर्भ में यही संबंध इतना प्रगाढ़ है, जिससे प्रेरित होकर ही 'पतञ्जलि योग–दर्शन' की पृष्ठभूमि में अथर्ववेद का 'प्राण सूक्त' और उसका भी काव्यानुवाद करने को मेरा मन प्रेरित हुआ और यथोचित भी लगा, अतः इसे योग–दर्शन में संलग्न किया।

इसी प्राण को आयाम देना ही प्राणायाम है। योग से चित्त वृत्ति का निरोध, अतः प्राण का संयमन, नियमन ही योग–साधना का आधार है। यही प्राण और मन का संबंध योग–साधना का आधार और प्रथम चरण है।

□

अनुवाद

मनुष्य सृष्टा की एक जटिल जैवीय संरचना है।

मनुष्य की दैहिक संरचना प्रकृति की अद्‌भुत, विलक्षण और अचंभित करनेवाली कृति है, साथ ही जटिल भी है, विरल भी है। इसकी ऊपरी परत अन्नमय, प्राणमय, मनोमय, ज्ञानमय और आनंदमय है। इस क्रम से यह पंचकोशों की यात्रा है। देह विषयक ज्ञान को जब अध्यात्म में उतारा जाता है तो क्रमशः स्थूल शरीर, सूक्ष्म शरीर और कारण शरीर तक बात होती है; किंतु 'कारण का भी कोई कारण' होता है और वह कारण है—हमारे विचार। अतः कारण शरीर से भी पहले कोई कारण है, जो विचार है—अर्थात् 'वैचारिक शरीर'।

बीज विचार हैं। जो कुछ भी आगे की प्रक्रिया गति है, वह विचार का ही पसारा है।

इसे ऐसे समझते हैं। ऋषियों द्वारा लिखित कोई भी ग्रंथ जब शब्दों में अंकित अथवा वाणी से वदित होता है, वह उनके विचारों की ही उपज, विचारों का संप्रेषण और विचारों की ही अभिव्यक्ति है। वे विचार ऋषि के अपने विचारों का प्रतिबिंब है—अर्थात् लेखन से पहले विचारों का अस्तित्व है, अर्थात् वह उनका 'वैचारिक शरीर' है।

अनुवाद की प्रक्रिया

अनुवाद की प्रक्रिया में उसी वैचारिक शरीर में प्रवेश करना प्रथम चरण है, जो परकाया प्रवेश जैसा ही है। उनकी सोच में उतरना यथार्थ अनुवाद की प्रथम नींव है—उनके हिस्से की सोच को स्वयं में उतारना।

अनुवाद करते समय अनुवादक को उसी सोच के स्तर पर उतरना होता है अथवा कह सकते हैं कि वैचारिक शरीर में प्रवेश कर उनकी सोच में हमें प्रवेश करना होता है। अतः अनुवाद किसी दूसरे की सोच में स्वयं को प्रवेश कराना—दूसरे की सोच के स्तर को स्वयं अनुभव करना—अनुभूति में उतारना कह सकते हैं कि अनुवाद परकाया प्रवेश जैसा दुष्कर, दुरूह और कठिन काम है। यह तब और अधिक कठिन, दुष्कर और चुनौतीपूर्ण हो जाता है, जब यह शाश्वत सत्यों, प्रतिष्ठित सांस्कृतिक और आध्यात्मिक ग्रंथों से संबंधित हो।

कारण, अनुवादक को मूल दृढ़ता से पकड़े रहना होता है। सत्य में अंश भर भी विजातीय तत्त्वों का स्थान नहीं होता। उन्हीं सटीक शब्दों को लाना होता है, जो मूल की आत्मा को यथावत् बनाए रखें।

कुछ स्वतंत्र कर पाने या लिखने को या अपने भावों के समावेश का कोई स्थान नहीं होता।

काव्यानुवाद में विशेष

ग्रंथों में निहित सिद्ध और प्रतिष्ठापित सत्यों को ज्यों-का-त्यों सीमित शब्दों में छंद के नियमों के अनुसार निर्धारित शब्द-सीमा में आबद्ध कर पाना केवल दिव्य ऊर्जा से ही संभव है। यह गहन उत्तरदायित्व का काम है। मूल पाठ की गहनता और मंतव्य को बदले बिना काव्यानुवाद और भाषांतरण किया है, जिसमें मूल जैसी गहनता, मधुरता, गेयता, भाषायी सौष्ठव और गहराई बनी रही। इसका विशेष ध्यान रखा है। इसमें कितनी सिद्ध हुई, यह केवल विज्ञ और प्रबुद्ध पाठक और योग जिज्ञासु वृत्ति के साधक ही बता सकते हैं।

मुझ जैसी माटी की किंकरी की क्या सामर्थ्य है कि मैं योग-दर्शन जैसे विशद, गूढ़ और ऋषिजन्य भावों का चौपाई छंद में काव्यानुवाद कर सकूँ। मात्र गृहिणी हूँ, कदाचित् योग-दर्शन का 'भव प्रत्यय' भावित हुआ हो। हे परब्रह्म! कृपा करना, यह 'प्रति प्रसव' तक जाए।

मैं माटी की किंकरी, मेरी कौन बिसात।
माटी का तन ठीकरा, माटी की ही जात॥

मेरी धन्यता का पार नहीं कि ईश्वर ने मुझे माध्यम बनाया। ये दिव्य क्षण मेरी आध्यात्मिक संचेतना का उत्सव हैं और भावों की प्राण-प्रतिष्ठा का महोत्सव हैं, जो किसी प्रयास से परे प्रसाद रूप हैं।

पतञ्जलि योग-दर्शन के चौपाई और दोहे छंद में काव्यानुवाद से पूर्व सामवेद का काव्यानुवाद चौपाई छंद में किया। ईशादि नौ उपनिषदों (ईश, केन, कठ, प्रश्न, मुंडक, मांडूक्य, ऐतरेय, तैत्तिरीय, श्वेताश्वर) का हरिगीतिका छंद में काव्यानुवाद, 'श्रीमद्‌भगवद्‌गीता' का व्रज भाषा में सवैया छंद में काव्यानुवाद, 'अष्टावक्र गीता' का गीतिका छंद में और आदि गुरु शंकराचार्य के ग्रंथ 'विवेक चूडामणि' का काव्यानुवाद चौपाई और दोहा छंद में किया।

ये काव्य कृतियाँ श्रम-साध्य नहीं, कृपा-साध्य हैं; प्रयास नहीं, प्रसाद हैं। ये ग्रंथ अंतस की जागृति का परिणाम हैं।

जो किसी भी एषणाओं के आकर्षण से अति-अति परे की मन:स्थिति में लिखे गए हैं। लोभ और लालच में किए हुए कर्मों की आयु नहीं होती। शाश्वती के सत्य पानी पर लिख दो तो लहरें नहीं मिटा सकतीं। रेत पर लिख दो तो वायु नहीं उड़ा सकती। वेद, उपनिषदों, गीता के संदेश अपनी शाश्वती से ही आज हम तक हैं। क्या तुलसी, कबीर, अन्य महान् संतों के पास तब कोई उपकरण था? शाश्वती की सत्ता थी। उसी के विचार रूप में वे सब आज भी हैं। इसीलिए मैंने ऊपर 'वैचारिक शरीर' का तथ्य है। अनुवाद उन्हीं विचारों को अनुभूति में उतारना है, जो परकाया प्रवेश जैसा ही दुष्कर, दुरूह और कठिन है, एकमेव उस एकमेव की कृपा से ही संभव है।

अनुवादों के अनंतर एक दिव्य उन्माद की अवस्था रहती है, जिसमें पाया कि साधना कठिन नहीं है, मन को साधना कठिन है और संसार स्वप्नवत् एवं देह वस्त्रवत् जानो। यही ज्ञान का सार कुछ भी तो और जानना बाकी नहीं रहा।

ज-जन्म, ग-गमन=जग, अर्थात् 'जग' शब्द की परिभाषा है—यहाँ जन्म है तो यहाँ से गमन है।

यही ज्ञान के सार हैं।

□□□